U0209990

中文翻译版

# 深部浸润型子宫内膜异位症
# MRI 诊断与腹腔镜检查图谱
## Atlas of Deep Endometriosis
## MRI and Laparoscopic Correlations

主编 〔巴西〕A. 布兰当（Alice Brandão）

〔巴西〕C. P. 克里斯皮（Claudio Peixoto Crispi）

〔巴西〕M. A. P. 奥利维拉（Marco Aurelio Pinho Oliveira）

主审 冷金花 刘 军

主译 方小玲 夏晓梦

科学出版社

北京

图字：01-2021-2582 号

# 内 容 简 介

　　深部浸润型子宫内膜异位症（DIE）虽为良性疾病，但可浸润直肠、膀胱、输尿管等部位，涉及盆腔多个脏器，临床表现多样，容易误诊，临床处理颇为棘手。本书分为六章，涵盖磁共振成像（MRI）、DIE 的 MRI 特征、部位及术后表现等。每章详细介绍了不同部位 DIE 的 MRI 特点、腹腔镜检查、病理学表现及治疗建议。本书包含 900 多幅图片，收集了大量 DIE 的 MRI 图像，通过对 MRI 图像的解读，术前评估 DIE 病灶的确切位置，重视手术的复杂性以指导治疗；术后了解 MRI 图像的改变以利于随访。

　　本书内容翔实，图文并茂，特点鲜明，直观实用，可作为临床妇科医师、放射科医师及医学院校师生的参考书。

## 图书在版编目（CIP）数据

　　深部浸润型子宫内膜异位症：MRI 诊断与腹腔镜检查图谱/（巴西）A.布兰当，（巴西）C.P.克里斯皮，（巴西）M.A.P.奥利维拉主编；方小玲，夏晓梦主译.—北京：科学出版社，2021.11
　　书名原文：Atlas of Deep Endometriosis：MRI and Laparoscopic Correlations
　　ISBN 978-7-03-069517-8

　　Ⅰ.①深… Ⅱ.①A… ②C… ③M… ④方… ⑤夏… Ⅲ.①子宫内膜异位症－核磁共振成像－诊断－图谱 ②子宫内膜异位症－腹腔镜检－图谱 Ⅳ.① R711.71-64

中国版本图书馆 CIP 数据核字（2021）第 156533 号

责任编辑：丁慧颖 / 责任校对：张小霞
责任印制：肖　兴 / 封面设计：吴朝洪

First published in English under the title
Atlas of Deep Endometriosis: MRI and Laparoscopic Correlations
edited by Alice Brandão, Claudio Peixoto Crispi and Marco Aurelio Pinho Oliveira
Copyright © Alice Brandão, Claudio Peixoto Crispi and Marco Aurelio Pinho Oliveira 2018
This edition has been translated and published under licence from Thieme Revinter
Publicações Ltda in collaboration with Springer Nature Switzerland AG.

**科学出版社** 出版
北京东黄城根北街16号
邮政编码：100717
http://www.sciencep.com

**北京九天鸿程印刷有限责任公司** 印刷
科学出版社发行　各地新华书店经销
\*
2021年11月第 一 版　开本：787×1092　1/16
2021年11月第一次印刷　印张：20
字数：453 000
定价：**198.00**元
（如有印装质量问题，我社负责调换）

**方小玲** 医学博士，教授，主任医师，博士生导师，湘雅名医，美国肯塔基州路易斯维尔大学访问学者，现任中南大学湘雅二医院妇产科教研室主任。

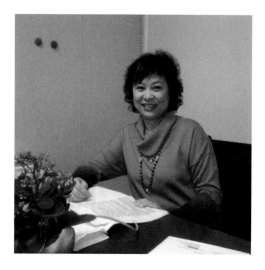

致力于子宫内膜异位症、妇科肿瘤和不孕症等妇科疾病的基础与临床研究，近年来应用腹腔镜技术、达·芬奇机器人辅助腹腔镜技术在妇科疾病尤其是子宫内膜癌、宫颈癌等恶性肿瘤的治疗中取得良好效果。在子宫内膜异位症和子宫腺肌病的研究方面积累了丰富的临床经验。

目前兼任中华医学会妇产科学专业委员会全国委员，国家卫生健康委妇科内镜微创技术推广专家委员会常务委员，中国妇幼保健协会妇科微创分会副主任委员，中国医师协会妇产科医师分会子宫内膜异位症专业委员会委员，中华医学会妇产科学专业委员会妇科内镜学组委员，湖南省医学会/医师协会常务理事，湖南省医学会妇产科学专业委员会主任委员（第五、六届）、名誉主任委员，湖南省妇科腔镜质量控制中心主任，湖南省医学会内窥镜学专业委员会副主任委员，中华医学会医疗事故技术鉴定专家，中国性学会性医学专业委员会委员，《中国妇产科临床杂志》《中国现代医学杂志》《医学临床研究》《中国现代手术学杂志》编委。

主持及参与国家级和省级课题共 15 项，作为主要完成人获湖南省科学技术进步奖 2 项、湖南医学科技奖 2 项、医院医疗新技术奖 9 项，共发表学术论文 100 余篇，主编医学专著 1 部，参编医学专著 7 部。

## 翻译人员

主　审　冷金花（中国医学科学院北京协和医院）

　　　　刘　军（中南大学湘雅二医院）

主　译　方小玲（中南大学湘雅二医院）

　　　　夏晓梦（中南大学湘雅二医院）

译　者　（以姓氏笔画为序）

　　　　王　西（中南大学湘雅二医院）

　　　　王　磊（中南大学基础医学院）

　　　　王思雪（中南大学湘雅二医院）

　　　　文秋元（中南大学湘雅二医院）

　　　　杨　翔（中南大学湘雅二医院）

　　　　肖郁蓁（中南大学湘雅二医院）

　　　　肖依楠（中南大学湘雅二医院）

　　　　吴献青（中南大学湘雅二医院）

　　　　吴静妮（中南大学湘雅二医院）

　　　　赵礼蕴（中南大学湘雅二医院）

　　　　钟　艳（中南大学湘雅二医院）

　　　　唐　菲（中南大学湘雅二医院）

　　　　黄　伟（中南大学湘雅医院）

　　　　章婷婷（中南大学湘雅二医院）

　　　　章蒙蒙（浙江大学医学院附属妇产科医院）

# 原著者简介

Alice Brandão

巴西，里约热内卢，Fonte Imagem 医学诊断中心、Felippe Mattoso 诊所

Claudio Peixoto Crispi

巴西，里约热内卢，圣维森特·德保罗医院

Marco Aurelio Pinho Oliveira

巴西，里约热内卢，里约热内卢州立大学

# 编 者

**Brainner Campos Barbosa, MD** Permanent Member of the Brazilian College of Radiology, Abdominal Imaging Observership—Hôpitaux Universitaires Paris Nord Val de Seine—Hôpital Beaujon, Beaujon, France

Fellowship in Internal Medicine—Rede D'Or Imaging Center, Rio de Janeiro, Brazil

Current Member and Director of Rio de Janeiro's Society of Radiology, Radiologist of the Fleury Group and of Rede D'Or Imaging Center, Rio de Janeiro, Brazil

**Fábio Coelho Barros, MD** Specialist in Radiology and Diagnostic Imaging at Pontifical Catholic University, Rio de Janeiro, Brazil

Specialist in Gynecology and Obstetrics—TEGO, Permanent Member of the Brazilian College of Radiology, Physician-Radiologist at Lumic—Santa Teresa Hospital—Petrópolis, Rio de Janeiro, Brazil

Physician-Radiologist at Bronstein Medicine, Rio de Janeiro, Brazil

**Leon Cardeman, MD** Fellow of the International Academy of Cytology, Member of the International Academy of Pathology, Adjunct Professor of Pathological Anatomy at the Rio de Janeiro Medicine and Surgery School, Rio de Janeiro, Brazil

**Alice Brandão Costa** Member of the Women Healthcare University Program, Medical Student in the Federal University of Piauí—UFPI, Picos, Piauí, Brazil

**Camila da Motta Alves Barros, MD** Specialist in Radiology and Diagnostic Imaging at Pontifical Catholic University, Rio de Janeiro, Brazil

Physician-Radiologist Specialist in Women's Imaging at Lumic—Santa Teresa Hospital—Petrópolis, Rio de Janeiro, Brazil

Physician-Radiologist at the IRM—Magnetic Resonance Imaging, Rio de Janeiro, Brazil

Physician-Radiologist at the Alcides Carneiro Hospital—Petrópolis, Rio de Janeiro, Brazil

**Denise Campos da Paz Benevenuto, MD** Professor of Pathological Anatomy at Gama Filho University, Rio de Janeiro, Brazil

Physician-Pathologist Doctor at the LabCardeman, Rio de Janeiro, Brazil

**Fernanda Teixeira Azeredo de Andrade, MD** Physician Graduated at Fluminense Federal University (UFF), Medical Residency in Radiology and Diagnostic Imaging at Marcílio Dias Naval Hospital, Rio de Janeiro, Brazil

Fellowship at the Felippe Mattoso Clinic, Rio de Janeiro, Brazil

**Tania Maria Nery C. de Andrade, MD** Pathologist at H.F.A., Pathologist at the LabCardeman, Course on Cytopathology and on Histology and Cytopathology Stages at Royal Surrey County Hospital and at Epsom District Hospital, Guildford, England

**Renata Carneiro Leão Laranjeira, MSc** Physician Graduated at Fluminense Federal University, Medical Residency in Radiology and Diagnostic Imaging at Federal University of Rio de Janeiro, Master's Degree in Radiology at Federal University of Rio de Janeiro, Rio de Janeiro, Brazil

Physician-Radiologist at Felippe Mattoso Clinic, Rio de Janeiro, Brazil

Physician-Radiologist at the Rio de Janeiro State Servers' Hospital, Rio de Janeiro, Brazil

**Sheila Rochlin, MD** Head of the Pathological Anatomy Sector at Fernando Magalhães Municipal Institute of Women, Pathologist at the LabCardeman, Rio de Janeiro, Brazil

# 译 者 序

深部浸润型子宫内膜异位症（DIE）的病灶主要分布在盆腔，尤其是直肠子宫陷凹，虽为良性疾病，但可浸润直肠、膀胱、输尿管等脏器，临床表现多样，容易误诊，治疗后易复发，严重影响患者的生活质量。其诊断主要依靠妇科检查和影像学检查。MRI 可以清晰地显示片状和浸润性 DIE 病灶，因此目前其被认为是 DIE 筛选和诊断的最具有价值的辅助检查方法。

本书在总体结构上分为六章，主要内容包括 MRI、DIE 的 MRI 特征、部位及术后表现等。每章详细介绍了不同部位 DIE 的 MRI 特点、腹腔镜检查、病理学表现及治疗建议。本书收集了大量典型 DIE 的 MRI 图像，从矢状面、冠状面及横断面多个层面结合腹腔镜所见进行病灶对比，直观、易懂、实用。

通过对 MRI 图像的解读，术前评估 DIE 病灶的确切位置，重视手术的复杂性以指导治疗。术后了解 MRI 图像的改变以利于随访。根据术前、术后的图像对比，对患者进行风险分层，有助于选择适合患者的治疗方式。本书包含 900 多幅图片，是编者多年积累的丰富而宝贵的影像学资料。将有助于国内子宫内膜异位症 MRI 影像学的发展，对临床妇科医师、放射科医师，以及医学院校师生都是十分实用的不可多得的参考书。

在审译过程中，我们与放射科、病理科专家一起对本书进行了细致翻译和校对，力求准确、严谨，但是仍有不足之处，恳请各位专家和读者提出宝贵建议，以期今后改进。

我们衷心地希望本书的出版能够对子宫内膜异位症的诊治提供参考，给妇科、放射科医师及医学生提供帮助和启发，希望有更多的人来关注这个"良性癌"，从而更好地提升女性的生殖健康和生活质量。

方小玲

中南大学湘雅二医院

2021 年 2 月

    MRI 诊断的发展为子宫内膜异位症的诊治带来了巨大的变革，尤其是深部浸润型子宫内膜异位症，通过术前对病变部位精准定位，制订合适的手术方式，使我们能够正确地管理手术病例，进行术后随访。

    该书由致力于子宫内膜异位症诊治的资深专家编写，通过影像诊断指导临床诊断，根据术中所见和组织病理学表现，对疾病的诊断和治疗进行探讨，是子宫内膜异位症诊断必不可少的工具书。

    我很荣幸受邀作序。

    我从事子宫内膜异位症研究 25 年，与作者相识数年，对 Alice、Claudio 和 Marco 所做的大量工作表示崇高的敬意。该书内容翔实，图文并茂，相信其面世后，无论是对医务工作者，还是患者，都将受益匪浅，也可使我们对这种疾病有更广泛的认识。该书的出版也让业界同人更多地了解巴西子宫内膜异位症的研究者。

    希望您喜欢该书。

Mauricio S. Abrão，医学博士
巴西圣保罗大学医学院妇产科
Sírio-Libanês 生殖医学中心
巴西圣保罗医院

# 目　录

# 第1章 概　述

子宫内膜异位症（endometriosis，EMs 或 EMT）是以子宫内膜的间质和腺体组织在子宫腔以外的部位种植、生长、浸润，反复出血为特征的疾病。深部浸润型子宫内膜异位症（deep infiltrating endometriosis，DIE）定义为子宫内膜异位病灶浸润腹膜下深度超过 5mm 或累及重要脏器，是一种特殊形式的子宫内膜异位症。

这种浸润过程具有侵袭性，累及重要脏器如肠道、输尿管、膀胱等，可导致肠腔狭窄或输尿管梗阻，盆腔神经也可受累。

一般认为，子宫内膜异位症的发病率为 6% ～ 10%，在这些患者中，有 25% ～ 30% 的存在 DIE[1]。

持续的慢性盆腔疼痛常与 DIE 有关，其临床表现形式多样，但症状与疾病的严重程度并不一致。

磁共振成像（magnetic resonance imaging，MRI）是一种具有良好的软组织对比和较高的空间分辨率的无创检测方法，具有多参数、多方位成像，组织分辨率高，信息丰富的特点，是术前检查的常规方法。其可以精确定位腹膜后深部病灶，明确手术的复杂性，为患者选择合适的治疗方案。

MRI 的主要优势是可以对盆腔状况进行全面的评估，识别多发病灶，盆腔外受累，以及输尿管、肠管狭窄和神经受累的情况。这本图谱不仅提供了有助于制订手术计划的信息，还描述了其他疾病的病变特征，如良性子宫肌层病变和复杂附件囊肿，以及与病理相关的诊断。

编写这本 MRI 和腹腔镜图谱集的宗旨是为放射科医师和妇科医师诊断 DIE 提供帮助，进行充分的术前评估，从而对制订治疗方案起到积极的指导作用。本书是一位放射科医师和两位妇科医师多年临床经验及知识的积累，编者们一直积极致力于子宫内膜异位症诊断和治疗的研究。

本图谱分为以下几部分以供学习：

**1. 深部浸润型子宫内膜异位症的发病部位**　本部分描述了解剖层次：前盆腔、后盆腔和侧盆腔，包括了 DIE 形态学、信号强度和增强扫描的 MRI 影像特点。

**2. 技术特点**　本部分包括了 MRI 检查步骤和患者的检查前准备。

**3. 深部浸润型子宫内膜异位症的 MRI 和腹腔镜表现**　本部分是图谱的核心内容，涵盖了不同部位子宫内膜异位症的解剖特点和常见表现，包括临床表现、腹腔镜、病理和 MRI 的特征，以及治疗建议。

**4. 通过 MRI 对患者进行风险分层和监测**　需要进行复杂手术的患者，可以利用 MRI 指导治疗。此外，也建议对 DIE 进行影像学随访。

**5. 术后表现**　随着越来越多 DIE 患者选择了手术治疗，放射科医师和妇科医师必须掌握这类疾病术后影像学表现的特点，特别是要避免将术后改变识别为残留病灶。

希望读者在看完这本图谱后，能感受到编者对女性盆腔尤其是 DIE 研究的这份热情，从而对改善 DIE 患者的生活质量起到积极的作用。

# 深部浸润型子宫内膜异位症的发病部位

DIE 的发病部位分为盆腔和腹腔。

## 1.1.1    盆腔

### 盆腔的划分

我们以位于女性盆腔中央的子宫作为参照物来分区，根据 DIE 发病部位将盆腔分为三个区间：前盆腔、后盆腔和侧盆腔（图 1.1）。

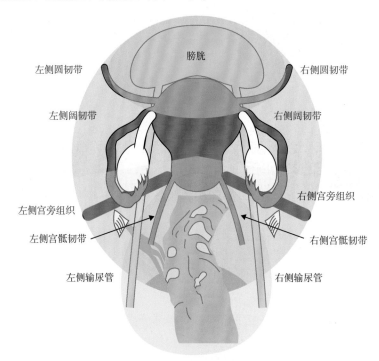

图 1.1    盆腔 EMs 的划分；前盆腔（灰色），后盆腔（蓝色），侧盆腔（黄色）；
此图为腹腔镜下示意图

前盆腔为子宫前方的区域，包括膀胱、输尿管、输尿管开口、圆韧带、子宫前壁、膀胱阴道间隙及膀胱宫颈间隙（图 1.2）。

后盆腔为子宫后方的区域，包括子宫后壁、宫颈后区、直肠阴道隔、阴道、宫骶韧带、直肠和乙状结肠（图 1.3）。

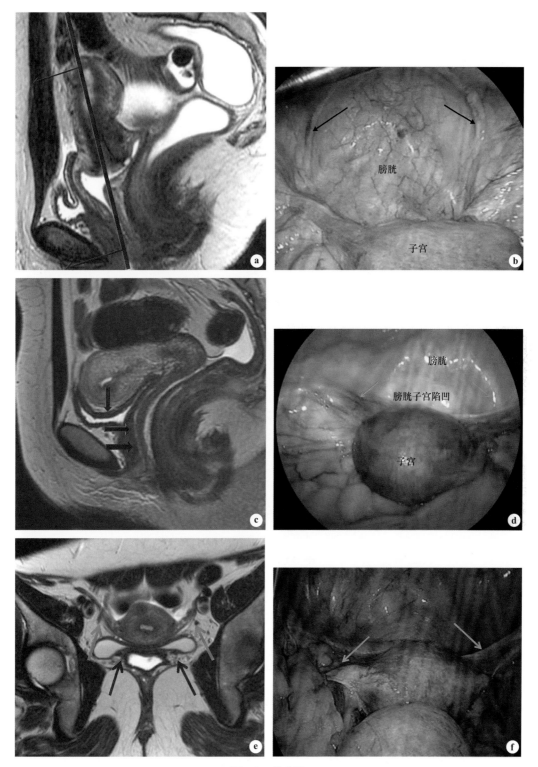

图 1.2 前盆腔

子宫前方区域（a 中红色箭头），包括膀胱、输尿管开口、圆韧带（e, f 中蓝色箭头）、子宫前壁、膀胱阴道间隙（c 中粉红色箭头）
和膀胱子宫陷凹（c 中红色箭头）；（a, c, e）T<sub>2</sub>WI；（a, c）矢状面；（e）冠状短轴面；（b, d, f）腹腔镜所见（b 中黑
色箭头为脐内侧韧带）

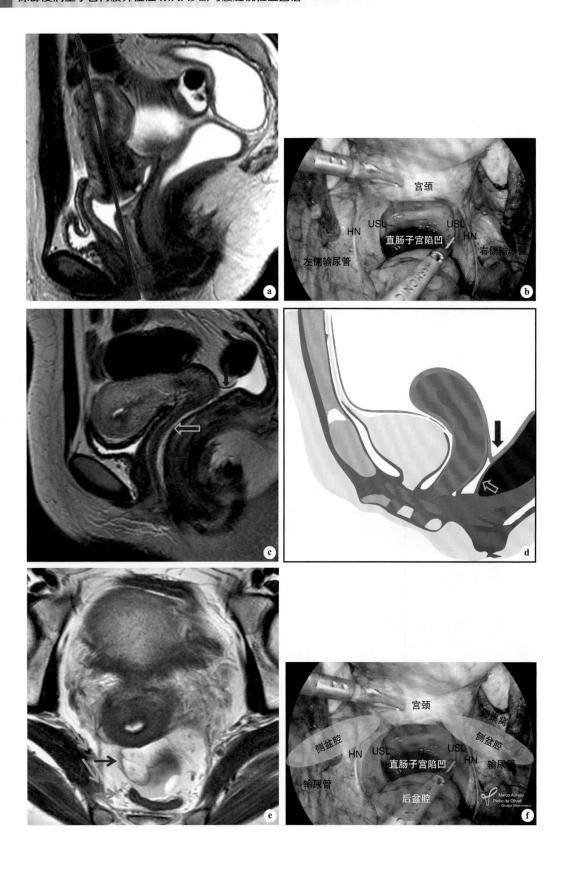

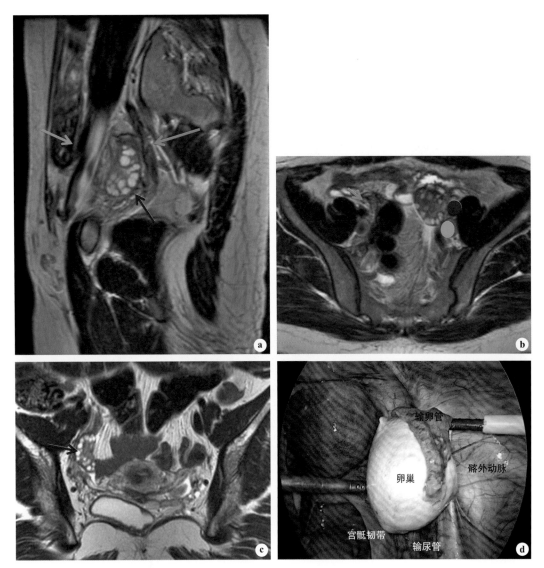

图 1.5 卵巢窝包括髂外血管（蓝色箭头）、髂内血管（a，b 中绿色箭头；b 中蓝色是静脉，红色是动脉）、卵巢（红色箭头）和输尿管；（a～c）T$_2$WI；（a）矢状面；（b）横断面；（c）冠状面；（d）腹腔镜下所见卵巢和卵巢窝

## 1.1.2 腹腔

腹腔包括腹壁的病灶（手术瘢痕、脐带和腹股沟区域）、结肠旁沟、小肠、阑尾、盲肠、升结肠、降结肠及横膈膜（图 1.6）。

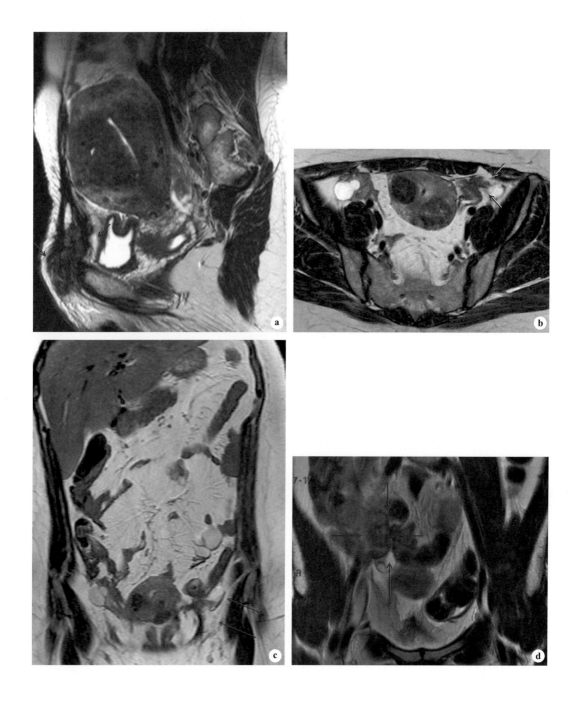

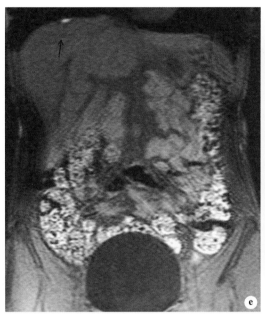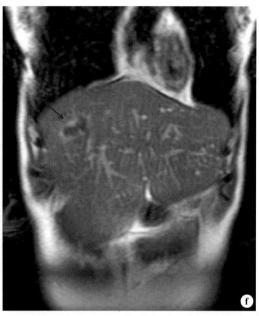

图 1.6　腹腔

（a）腹壁，剖宫产腹壁手术瘢痕病灶（箭头），子宫腺肌病；（b，c）左侧结肠旁沟的深部异位病灶，累及乙状结肠和圆韧带（箭头）；（a，b）T₂WI；（a）矢状面；（b）横断面；（d）盲肠和小肠，盲肠病灶累及回盲瓣，伴有阑尾黏液囊肿（箭头）；（e）横膈膜顶，右半横膈膜病灶（箭头）；（f）肝右叶病灶（箭头）；（c，f）T₂WI；（e）抑脂 T₁WI；（c～f）冠状面

# 参 考 文 献

1. Crispi C. Tratado de Videoendoscopia e Cirurgia minimamente invasiva em Ginecologia. 5th ed. Rio de Janeiro: Revinter; 2011.

# 第 2 章  磁共振成像

由于空间分辨率高、多平面成像和较好的组织对比度，MRI 是妇科疾病诊断时应用广泛的成像方法，其能提供高质量的图像，同时能避免患者受到电离辐射。

## 2.1  技术特点

### 设备

通常情况下，对于女性盆腔的研究，应使用具有高梯度和高磁场（1.5T 或更高）的 MRI 扫描仪进行检查，并使用表面线圈以相控阵排列的方式进行，如图 2.1 所示。

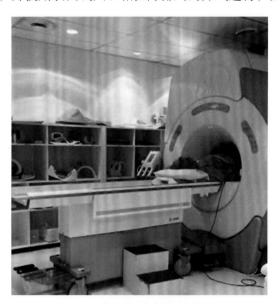

图 2.1  高梯度、高磁场的设备

患者检查时的体位

## 2.2  检查方法

子宫内膜异位症的腹部和盆腔 MRI 检查的最佳成像取决于特定的标准化常规扫描。

## 2.2.1　盆腔子宫内膜异位症的检查方法

MRI 能够区分病理组织与正常组织及软组织。高信噪比、相控线圈（相控阵）为获取的图像提供了改进的基础，这是女性盆腔研究的理想选择。这种类型的 MRI 扫描仪可以使用较小的视野（FOV），但不会降低图像质量，这种关系与通道数直接相关。目前，理想线圈的类型是具有至少 8 个通道的表面线圈（图 2.2）。

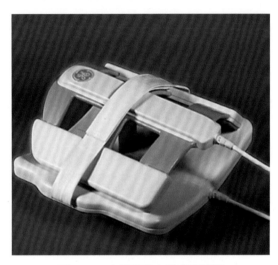

图 2.2　8 个通道的心脏表面线圈

MRI 用于研究女性盆腔子宫内膜异位症，依赖于从 $T_1$ 和 $T_2$ 弛豫时间的差异获得组织之间的对比度，分为 $T_1$ 加权像和 $T_2$ 加权像。组织对比研究包括注射钆造影剂后动脉期、静脉期和延迟期获得的增强 $T_1$ 加权像（表 2.1）。

表 2.1　盆腔检查扫描参数

| 脉冲序列 | 扫描平面 | FOV（cm） | 层厚（mm） | 扫描矩阵 | NEX | TR（ms） | TE（ms） | 层数 |
|---|---|---|---|---|---|---|---|---|
| FSE $T_2$WI | 横断面 | 26 | 6.0/1.5 | 256×192 | 4 | 4400 | 90 | 30 |
| FSE $T_2$WI | 矢状面 | 26 | 4.0/0.2 | 384×224 | 4 | 4400 | 102 | 24 |
| FSE $T_2$WI | 短轴冠状面 | 26 | 4.0/0.2 | 384×224 | 4 | 4200 | 101 | 24 |
| FSE $T_2$WI | 长轴冠状面 | 26 | 4.0/0.2 | 384×224 | 4 | 4200 | 101 | 24 |
| GRE $T_1$WI | 横断面 | 34 | 6.0/1.5 | 256×192 | 1 | | 最小值 | 24 |
| GRE 抑脂 $T_1$WI | 横断面 | 34 | 6.0/1.5 | 256×192 | 1 | | 最小值 | 24 |

注：FSE，快速自旋回波；FOV，扫描视野；NEX，信号激励次数；TR，重复时间；TE，回波时间。

## 2.2.2　$T_1$ 加权像

$T_1$ 加权像（$T_1$-weighted imaging，$T_1$WI）提供了解剖学和组织学特征，当序列与抑脂脉冲相关时，可以更好地识别脂肪、肌肉和盆腔脏器之间组织对比度的差异。液体或纤维组织显示为低信号，而脂肪、蛋白质含量高的液体和血液则显示为高信号。抑脂后增强可使来自脂肪（如卵巢畸胎瘤的脂肪成分）的 $T_1WI$ 信号减低，从而突出血液的信号。因此，该序列产生的图像对于检测出血灶具有更高的灵敏度（图 2.3）。

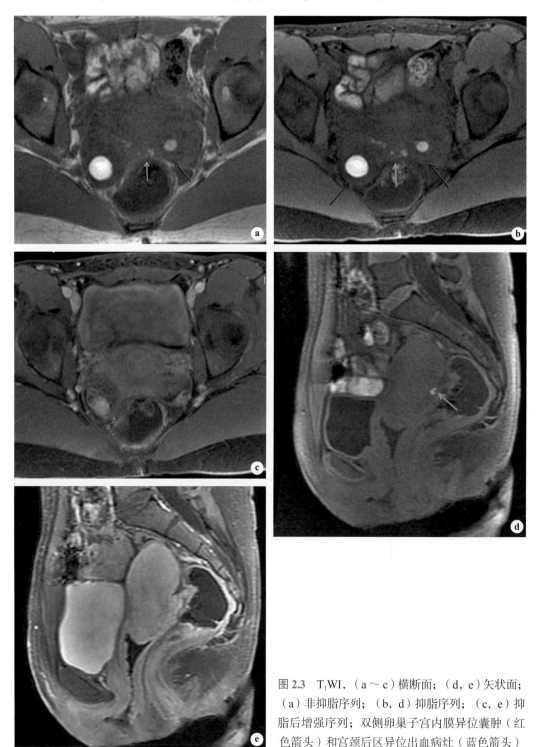

图 2.3　$T_1WI$，（a～c）横断面；（d, e）矢状面；（a）非抑脂序列；（b, d）抑脂序列；（c, e）抑脂后增强序列；双侧卵巢子宫内膜异位囊肿（红色箭头）和宫颈后区异位出血病灶（蓝色箭头）

梯度回波（gradient echo，GRE）显像比传统自旋回波序列显像快，并且最大限度地减少了呼吸运动、血流和肠蠕动的伪影。屏住呼吸可在 10～20 秒快速获得该序列（表 2.1）。

最优采集平面是横断面和矢状面。

下文将有更多关于对比增强动态扫描的细节描述。

### 2.2.3　T₂加权像

T₂加权像（T₂-weighted imaging，T₂WI）可提供高分辨率的图像，其良好的诊断性能和对病理组织（如 DIE）的可视性在女性盆腔 MRI 检查中起着重要的作用。

具有盆腔相控阵多线圈的快速自旋回波（fast spin echo，FSE）脉冲序列可提供 T₂WI 的高分辨率图像，这对盆腔 DIE 的识别非常重要。它能够显示良好的软组织对比，评估盆腔脏器、腹膜表面、韧带、肌肉、筋膜、输尿管和宫旁组织的解剖结构。

此外，子宫内膜异位病灶主要由纤维组织组成，其内有小出血灶、斑块样的种植灶或结节，但是这些病灶很难分辨，通常在所有序列中呈低信号。T₂WI 高分辨率成像显示，DIE 的手术所见和组织病理学检查结果具有良好的相关性。

但是，与 T₁WI 相比，它的采集时间较长，需要 2～4 分钟，同时也取决于采集的层数、梯度、扫描野和线圈（图 2.4）。

通常情况下，在四个正交平面（横断面、矢状面、短轴和长轴冠状面）上获取 T₂WI，还可选择 3D-T₂WI。在横断面上对整个真盆腔进行研究，可以清晰地显示各个结构，如腹膜层、支撑结构、血管、神经和宫旁组织。在盆腔成像显示盲肠及其周围区域时，可对其进行评估，否则需要上腹部 MRI 以排除盲肠周围的病变（图 2.5）。

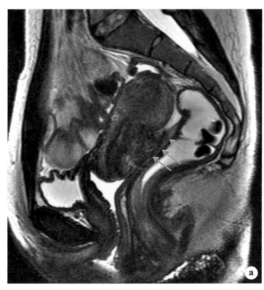
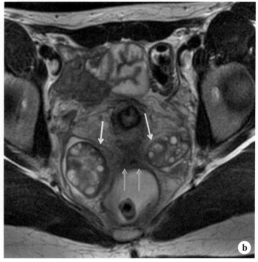

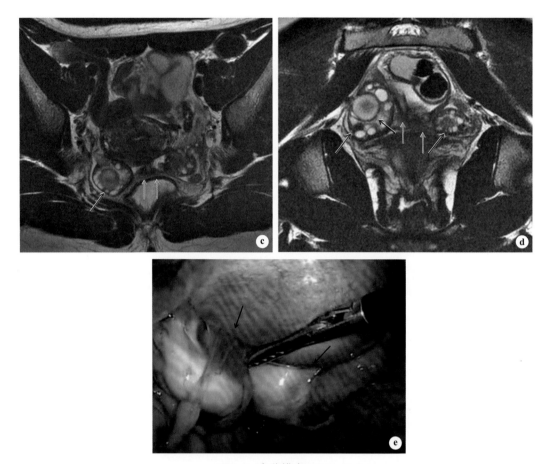

图 2.4　高分辨率 T₂WI

（a～d）宫颈后区的异位病灶（蓝色箭头）；（b）附件粘连于宫颈后方，向内偏移（黄色箭头），卵巢子宫内膜异位囊肿（红色箭头）；（e）腹腔镜下见附件粘连于宫颈后方，向内偏移（黑色箭头）；（a）矢状面；（b）横断面；（c）短轴冠状面；（d）长轴冠状面

　　T₂WI 的横断面平面与 T₁WI 相同，向前下方倾斜 25°，以顺应宫骶韧带的方向，便于对其识别。层厚 3 ～ 6mm，层间隔 0 ～ 1mm。FOV 根据序列而变化，以保持适当的信噪比，T₁WI 的 FOV 为 30 ～ 36cm，T₂WI 的 FOV 为 22 ～ 24cm。在其他平面，层厚 4mm，FOV 22 ～ 26cm，有 10% 的波动范围。

　　为获取子宫结合带（junctional zone，JZ）的解剖图像，当横断面与宫腔平行时扫描定位矢状面，此时有利于鉴别子宫内膜异位症与其他子宫病变。这个平面充分显示了子宫韧带、膀胱、输尿管远端、直肠、乙状结肠、阴道、膀胱子宫陷凹及直肠子宫陷凹的结构，并很好地显示了前、后盆腔（图 2.6）。

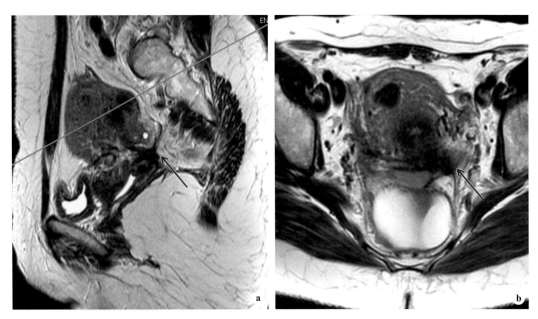

图 2.5　根据矢状面中宫骶韧带（箭头）的方向，以斜 25° 方向定位横断面

（a，b）T$_2$WI；（a）矢状面；（b）横断面；注意左侧宫骶韧带的异位病灶（红色箭头）

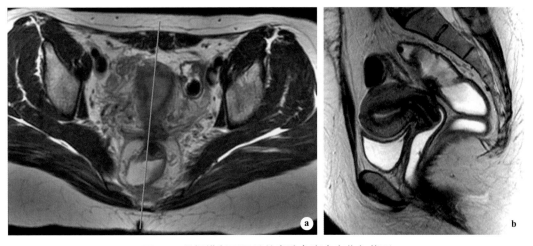

图 2.6　根据横断面显示的宫腔角度来定位矢状面

（a，b）T$_2$WI；（a）横断面；（b）矢状面；注意宫颈后方直肠病灶

　　矢状面时，垂直于宫腔扫描获取短轴冠状面，平行于宫腔扫描获取长轴冠状面。这两个平面提供了子宫结合带、子宫肌层、输尿管、阔韧带、宫骶韧带、圆韧带、直肠、乙状结肠、卵巢窝和盲肠周围的高分辨率图像（图 2.7 和图 2.8）[1]。

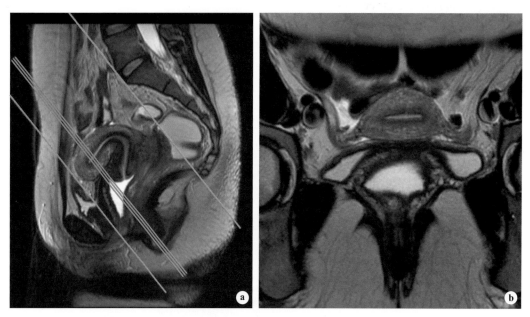

图 2.7　定位此矢状面获得短轴冠状面，扫描层面垂直于宫腔

（a，b）T$_2$WI；（a）矢状面；（b）短轴冠状面

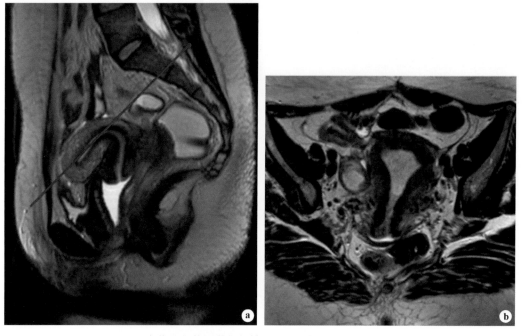

图 2.8　定位此矢状面获得长轴冠状面，扫描层面平行于宫腔

（a，b）T$_2$WI；（a）矢状面；（b）长轴冠状面

## 2.3　腹壁子宫内膜异位症

　　腹壁子宫内膜异位症的扫描部位在前腹壁，使用较大 FOV 的线圈。在临床可疑区域做好皮肤标记，如脐部、腹股沟或手术切口瘢痕（图 2.9）。

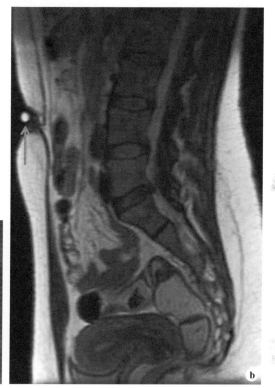
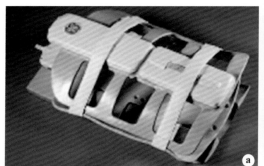

图 2.9　腹壁 EMs 的定位

（a）较大的 FOV 线圈；（b）病灶处放置皮肤标记（绿色箭头），T₂WI，矢状面

　　与盆腔子宫内膜异位症所用的序列不同，FSE $T_2WI$ 横断面必须包括脐部和腹股沟区。进行 $T_2WI$ 矢状面和冠状面的扫描时需要嘱患者屏气，无论有无抑脂序列，呼吸运动伪影都可能影响病灶部位的识别和分析。屏气时通过合适的扫描矩阵，增加 FOV，薄层扫描且无层间隔，以获取高质量图像。

　　对比增强扫描有助于鉴别腹壁子宫内膜异位症的小病灶。这些病灶以纤维组织为主，没有出血，与肌肉信号类似，容易被忽略。通过增加对比度可以增强病灶的信号强度，使其易于识别（图 2.10）。

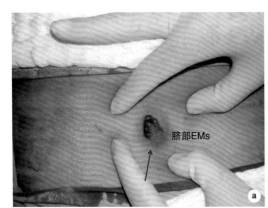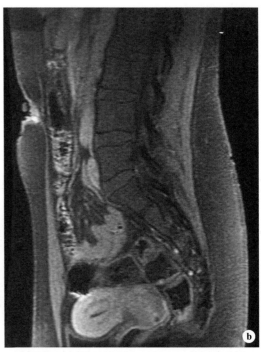

图 2.10　增强后脐部病灶的信号强化（与图 2.9 比较）

（a）脐部 EMs；（b）抑脂后增强 $T_1$WI，矢状面

## 2.4　患者准备

MRI 检查前合适的准备工作对识别肠道病灶，尤其是小肠病灶，非常重要（表 2.2）。

表 2.2　MRI 检查前的肠道准备

| 家中 | 放射科 |
| --- | --- |
| 24 小时低纤维饮食 | 120ml 生理盐水灌肠 |
| 禁食 4 小时 | 10ml 超声凝胶阴道内注入 |
| 甘油栓剂 | 10mg 丁基东莨菪碱静脉注射 |

准备工作分为两个部分，即在家中的准备和放射科的准备。在家中，要求患者检查前 24 小时低纤维饮食，检查前禁食 4 小时（甘油栓剂除外）。也可以简化准备流程，检查前 2 ~ 8 小时进行肠道准备（图 2.11）。在放射科，检查前嘱患者排空膀胱，一方面可使患者保持舒适的体位，另一方面可减少膀胱充盈所致伪影，提高图像质量，以易于识别细小的病变。同时子宫处于前倾位，减少了小肠的运动伪影（图 2.12）。高分辨率 $T_2$WI 更容易受到子宫肌层、肠管和膀胱运动伪影的干扰。

为了减少肠蠕动，可以静脉注射解痉剂（10mg 丁基东莨菪碱，商品名为补斯可胖）。

应注意，患者平卧时缓慢给药，避免药物所致心动过速的副作用。

　　为了更好地评估阴道穹隆和宫颈旁区域的病变，检查前使用阴道给药器将 20ml 凝胶注入患者阴道内（图 2.13）。

　　此外，肠道准备可使用 120ml 生理盐水灌肠，以便发现较小的直肠病灶，并识别和量化直肠的狭窄（图 2.13）。

　　MRI 检查时，患者取仰卧位，手臂放在身体两侧。

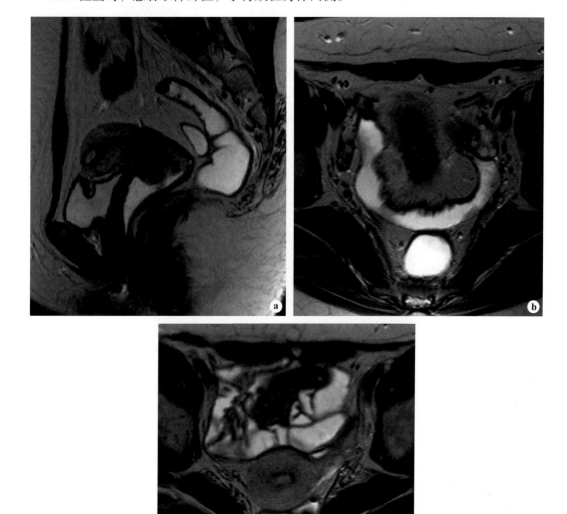

图 2.11　良好的肠道准备

（检查前 1 天和检查当天肠道内没有食物残渣）禁食（4 小时）和静脉注射补斯可胖，减少肠蠕动伪影可以更好地评估肠袢；
（a，b）直肠和乙状结肠；（c）回肠曲；（a ～ c）T$_2$WI；（a）矢状面；（b，c）横断面

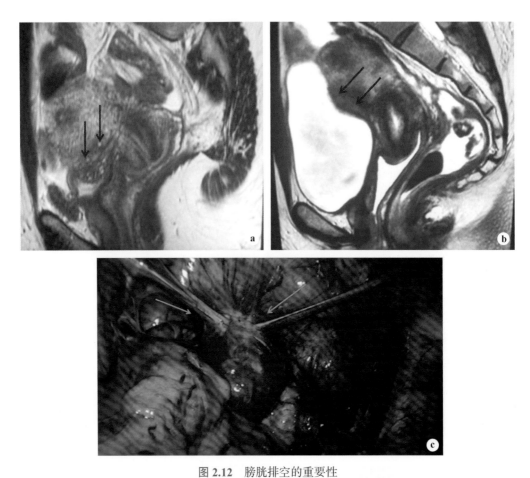

**图 2.12　膀胱排空的重要性**

（a）排空膀胱可以更好地识别前盆腔的病灶，减少伪影，使子宫处于前倾位，避免成像时肠蠕动引起的伪影；（b）膀胱充盈时的成像；（c）腹腔镜所见前盆腔的病灶（箭头）；（a，b）T$_2$WI，矢状面

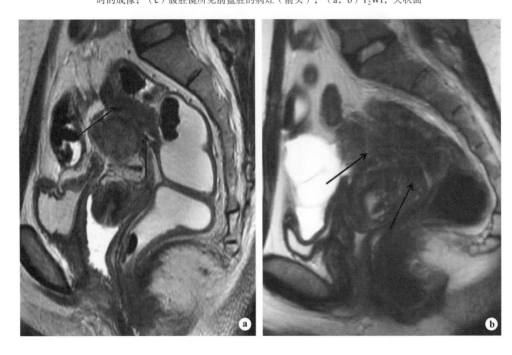

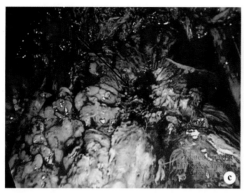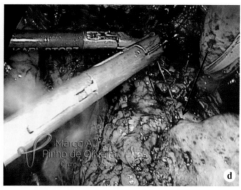

图 2.13　肠道病灶（箭头）

通过阴道凝胶注入、肠道准备和生理盐水灌肠，提高了对病灶的评估效果。检查结果比较：（a）有适当的肠道准备；（b）没有肠道准备；（c）腹腔镜所见肠道病灶（箭头）；（d）腹腔镜下切除肠管环状；（a，b）T₂WI，矢状面

# 参 考 文 献

1. Novellas S, Chassang M, Bouaziz J, Delotte J, Toullalan O, Chevallier E. Anterior pelvic endometriosis: MRI features. Abdom Imaging. 2010;35:742–9.

深部浸润型子宫内膜异位症（DIE）是子宫腔以外的子宫内膜组织 [ 含铁血黄素的巨噬细胞，子宫内膜腺体和（或）间质 ] 浸润腹膜下深度超过 5mm 或累及重要脏器。它是一种良性疾病，但呈浸润性生长，引起炎症和纤维化，导致组织广泛粘连。这种深部病灶对激素反应不敏感，有局部出血的症状。临床表现复杂多样且不可预测，病灶呈多中心，能够在全身种植，包括非生殖器官，淋巴系统和神经系统也均可被累及。

MRI 评估的目的是观测病灶的大小和性质，并为患者制订最合适的个体化治疗方案。

本章将讨论 DIE 的 MRI 影像学特征。为便于学习，我们根据形态学表现、信号强度和增强扫描来区分深部病灶的特点。此外，也利用 MRI 识别附件可疑病变及盆腹腔粘连的影像学表现。

## 3.1　深部浸润型子宫内膜异位症的特点

### 形态学表现

DIE 病灶的大体外观表现多样，表现为韧带增厚，腹膜下结节，边界不清的斑块样病灶覆盖器官表面并导致粘连（图 3.1）。

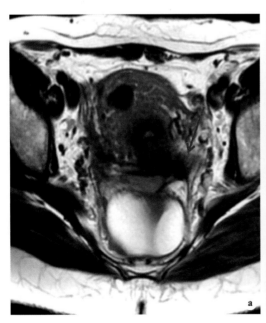
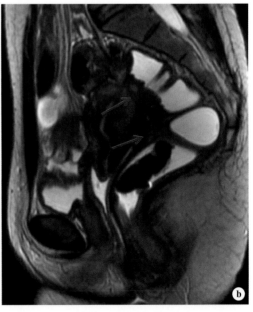

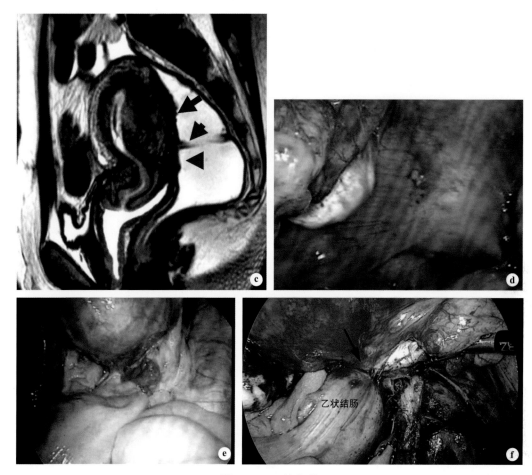

图 3.1　DIE 的表现

（a）左侧宫骶韧带增厚；（b）宫体及宫颈后方结节；（c）地幔样病灶覆盖子宫后壁引起黏附；（d）腹腔镜下见左侧宫骶韧带病灶；（e）腹腔镜下见乙状结肠病灶与宫体及宫颈粘连；（f）腹腔镜下见子宫后方病灶与周围组织广泛粘连；（a～c）T₂WI

### 3.1.1.1　韧带增厚

根据 DIE 定义和 Dzung 对宫骶韧带解剖的经验，韧带增厚的标准是超过正常厚度 5mm，伴有轮廓不规则、韧带缩短和粘连（图 3.2）[1]。

当异位病灶影响宫骶韧带时，除了直肠和乙状结肠粘连，还会引起卵巢和（或）输卵管向后向内移位，子宫向后向外侧屈曲。这种改变可以损伤腹下神经，累及宫旁组织导致输尿管和子宫动脉的损伤（图 3.3）。

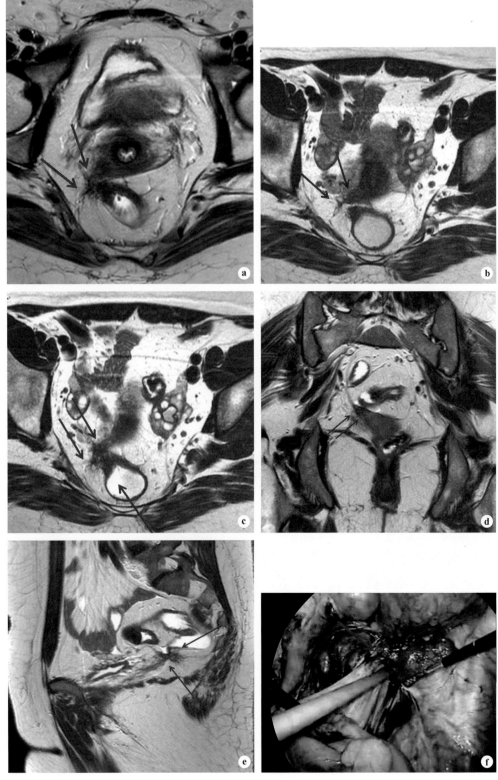

图 3.2　右侧宫骶韧带增厚、不规则和缩短，与直肠前壁粘连，浸润直肠深肌层

（a～e）T₂WI；（a～c）横断面；（d）短轴冠状面；（e）矢状面；（f）腹腔镜所见

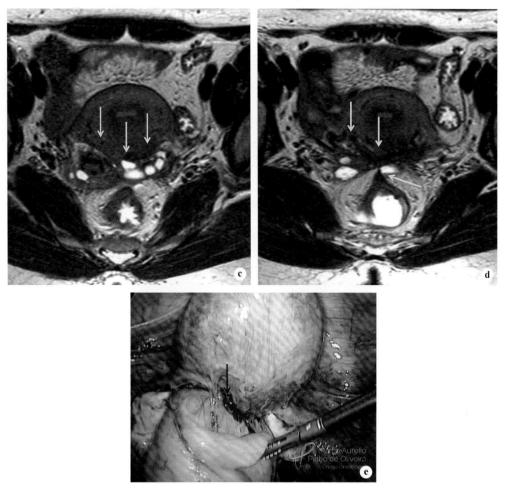

图 3.6　从宫底至宫颈地幔样病灶覆盖子宫后壁浆膜（红色箭头），使子宫与直肠、附件粘连（黄色箭头），直肠子宫陷凹封闭，病灶边界不清，T$_2$WI 呈低信号（红色箭头）；（b）阴道后穹隆见出血灶（绿色箭头），液暗区为腹膜型 EMs，内有出血（蓝色箭头）；（a，c，d）T$_2$WI；（b）抑脂 T$_1$WI；（a，b）矢状面；（c，d）横断面；（e）腹腔镜下见直肠病灶与宫骶韧带、双附件粘连，直肠子宫陷凹封闭

　　斑块样病灶常纵向浸润生长，前后径较小，呈纤维化病灶，T$_2$WI 以低信号为主。因此，当经验不足时，通过 MRI 对这类病变进行诊断可能较困难（图 3.7）。

　　此外，腹腔镜检查可能会低估斑块样病灶在腹膜下浸润的程度，因此 MRI 检查对病灶的浸润及其并发症可以提供全面的评估。

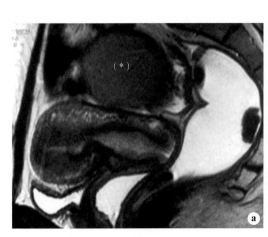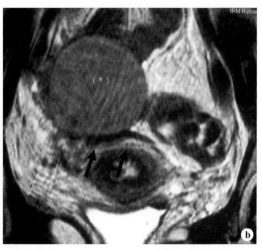

图 3.7　地幔样病灶

病灶纵向生长，前后径较小，纤维化为主的病灶内无出血时，$T_2WI$ 呈低信号，矢状面时病灶难以识别；（＊）右侧卵巢子宫内膜异位囊肿移位至子宫后方；（a，b）$T_2WI$；（a）矢状面；（b）短轴冠状面

## 3.2　信号强度

DIE 的信号强度受腺体、间质和纤维组织成分比例的影响而变化，病灶以纤维组织成分为主。出血和周围的炎症反应也会影响信号强度的改变。此外，激素治疗和妊娠对病灶的信号强度也有影响，妊娠时还可能观察到间质蜕膜反应及可能出现的腹膜结节。

### 3.2.1　以纤维组织为主的病灶

对于纤维组织为主的病灶，其内腺体成分较少，以间质纤维化为主。有些病例，需要进一步的病理组织学检查来明确异位内膜的腺体成分 [3]。

在 MRI 中，这类病灶 $T_2WI$ 呈低信号，$T_1WI$ 呈中等信号，增强扫描后可能有强化，但是在这些病灶中通常呈低信号（图 3.8）。

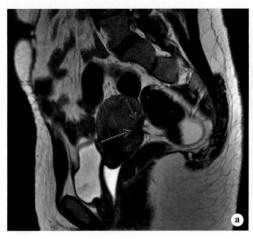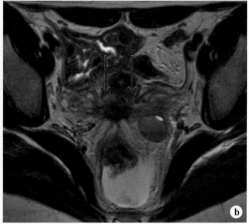

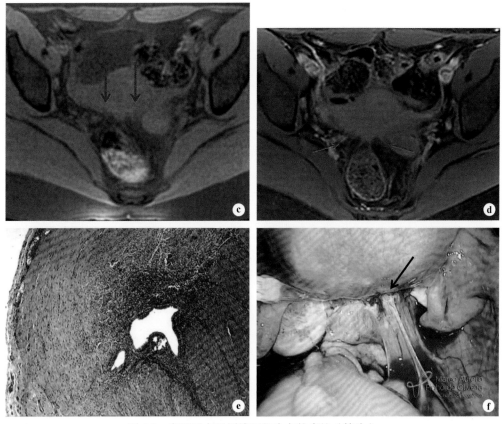

图 3.8　宫颈后方以纤维组织为主的病灶（箭头）

（a, b）T₂WI 呈低信号；（c）T₁WI 呈中等信号；（d）增强后显像离散增强；（a）矢状面；（b～d）横断面；（e）病理检查示致密的内膜间质及个别扩张的腺体（Dr. Leon Cardeman 供图）；（f）腹腔镜下见病灶与卵巢、直肠粘连，并累及直肠

　　异位子宫内膜种植在以平滑肌为主的脏器时，如肠道，可以使肌细胞肥大、纤维变性，导致肠壁增厚。平滑肌组织的炎症反应和间质纤维化形成的结节在 T₁WI 上呈中等信号，在 T₂WI 上呈低信号（图 3.9）。

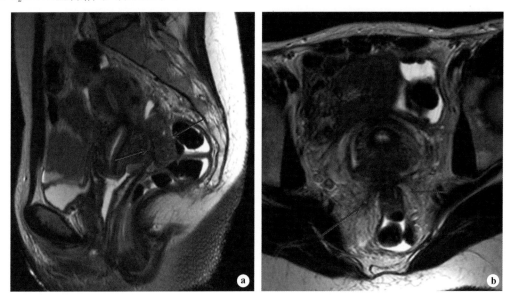

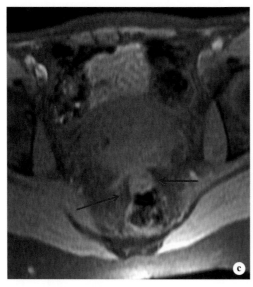
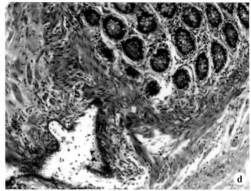

图 3.9　直肠 EMs

（a，b）T₂WI 呈低信号；（c）T₁WI 呈中等信号，直肠前壁增厚；（a）矢状面；（b，c）横断面；（d）病理检查示邻近肠黏膜呈楔形生长的异位子宫内膜组织伴间质纤维增生及个别扩张内膜的腺体

### 3.2.2　混合病灶（纤维组织和腺体组织）

　　异位内膜组织浸润至深部病灶的纤维组织中，其特征表现为内膜腺体小岛、腺体囊性扩张或出血灶。囊肿是由腺体壁纤维化再吸收形成的（图 3.10）。

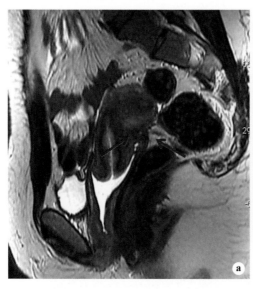
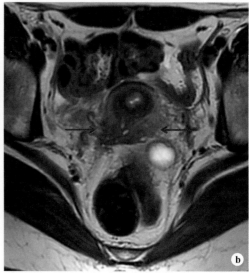

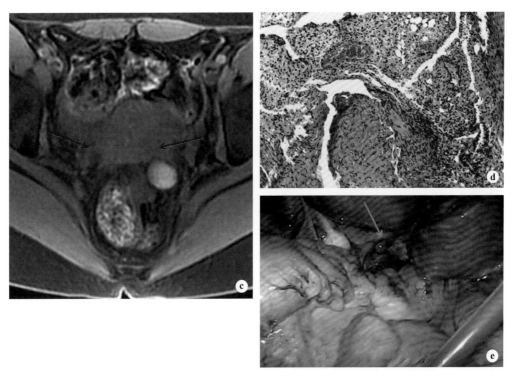

图 3.10　宫颈后方异位内膜组织病灶，其内表现出纤维组织成分、内膜腺体囊性扩张和出血灶

（a，b）T$_2$WI；（c）抑脂 T$_1$WI；（a）矢状面；（b，c）横断面；（d）病理检查（400×）示子宫内膜异位症，并可见少许腺体组织（Dr. Leon Cardeman 供图）；（e）腹腔镜下见宫颈后方囊泡状结节病灶（箭头）

　　尽管子宫内膜异位症是一种激素依赖性疾病，但异位内膜腺体常对激素抵抗，较少出现周期性出血，即使存在周期性出血，也仅限于局灶病变。在这种情况下，MRI 可以观察到在 T$_2$WI 纤维化成分的病灶中有高信号灶。当有出血时，出血灶 T$_1$WI 表现为高信号（图 3.11）。

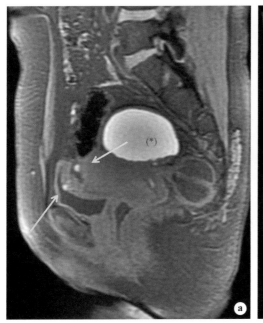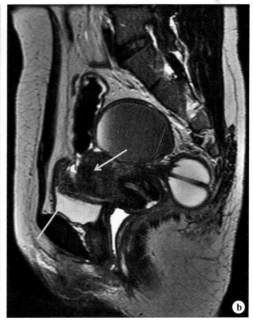

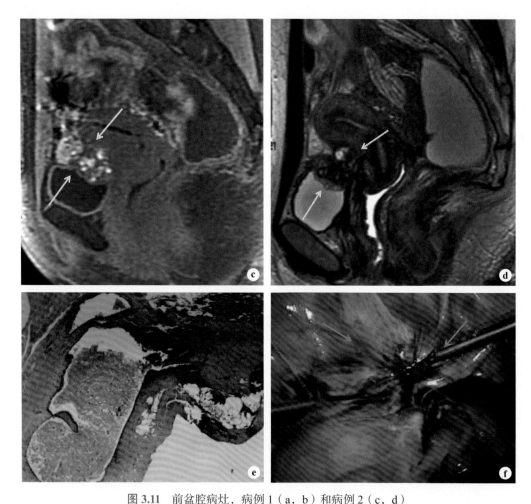

图 3.11  前盆腔病灶，病例 1（a，b）和病例 2（c，d）

（a，c）抑脂 $T_1WI$，出血灶（黄色箭头）；（b，d）$T_2WI$，纤维化成分病灶，高信号；（a，b）注意宫颈后方病灶（红色箭头）和卵巢子宫内膜异位囊肿（*）；（e）病理检查示（子宫膀胱反折处）子宫内膜异位囊肿；（f）腹腔镜下见膀胱和右侧圆韧带受累伴出血

### 3.2.3  以腺体组织成分为主的病灶

以腺体组织成分为主的病变比较少见，在 $T_1WI$ 和 $T_2WI$ 中均呈高信号（图 3.12）。

这种信号可能与妊娠或激素治疗时的孕激素相关，也可能与乳腺癌长期口服他莫昔芬有关，高孕激素水平可促进蜕膜反应。病变表现为从浆膜表面突出的息肉样肿块，称为息肉样子宫内膜异位症（polypoid endometriosis，PEM）。在 $T_1WI$ 中肿块与子宫肌层的信号强度相等，在 $T_2WI$ 中呈高信号，类似于蜕膜化子宫内膜，在 $T_1WI$ 中出血灶对比增强，呈高信号。

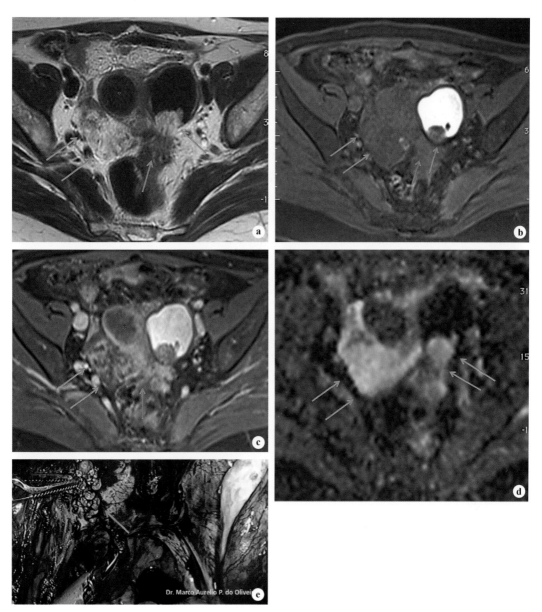

**图 3.12**　子宫后方病灶，以腺体组织成分为主，使子宫、乙状结肠和左侧附件粘连
（a、b）增强扫描后 $T_2WI$ 呈高信号（绿色箭头），此外可见腹膜 EMs（蓝色箭头），$T_2WI$ 呈高信号；（d）无弥散受限，累及左侧卵巢子宫内膜异位囊肿；（*）患者激素治疗后，平滑肌瘤梗死；（a，b）横断面；（a）$T_2WI$；（b）抑脂 $T_1WI$；（c）抑脂后增强 $T_1WI$；（d）ADC 图，横断面；（e）腹腔镜下见广泛粘连及腹膜蜕膜样改变

# 3.3　其他表现

## 3.3.1　增强扫描

通常情况下 DIE 的 MRI 增强扫描是可变的，虽然其对比度在识别子宫内膜异位症病

灶时无特异性，但在某些情况下对病灶的辨别很重要，如附件病灶、微小的非出血性腹壁深部病灶。

### 3.3.2　附件病灶的特点

子宫内膜异位症有恶变的风险，卵巢子宫内膜异位囊肿的恶变发生率约为 1%，子宫内膜样癌和透明细胞癌是最常见的组织学亚型。MRI 是识别肿块恶变的最佳方法。

卵巢子宫内膜异位囊肿恶变的影像学特征表现为囊肿较大，$T_2WI$ 中低信号逐渐消失，这是由于肿瘤分泌物稀释血性液体及附壁肿块的固体成分明显。恶性肿瘤的附壁结节 $T_1WI$ 呈低信号，$T_2WI$ 中信号强度可以发生变化，在对比增强显像中其信号强化。

但是，子宫内膜异位囊肿中的附壁结节不是卵巢癌的特异性表现，其可能与血块、蜕膜样变、黏液上皮化生或息肉样变有关。息肉样子宫内膜异位症有类似于恶性肿瘤的临床表现（图 3.13 和表 3.1）[1, 4]。

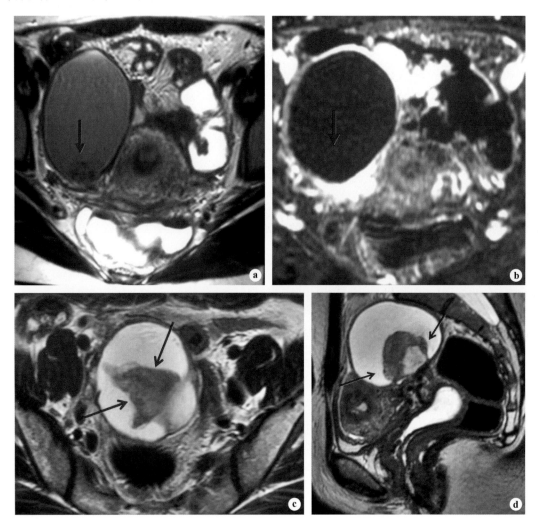

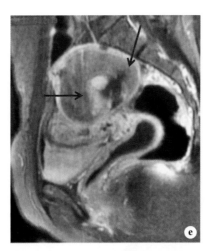

**图 3.13　卵巢子宫内膜异位囊肿（病例 1）和子宫内膜样腺癌（病例 2）的鉴别**

病例 1，（a，b）增强后子宫内膜异位囊肿附壁肿块（箭头）的信号无强化；病例 2，（c～e）腺癌附壁肿块（箭头）；（e）增强后肿块强化；（a，c，d）T₂WI；（b，e）增强后 T₁WI；（b）减影成像；（a～c）横断面；（d，e）矢状面

**表 3.1　卵巢囊肿附壁结节的鉴别诊断**

| 分类 | T₁WI | T₂WI | 对比强度 |
|---|---|---|---|
| 癌 | 低信号 | 可变 | 强化 |
| 血块 | 高信号 | 低信号 | 无强化 |
| 蜕膜样变 | 可变 | 高信号 | 轻微强化 |
| 黏液上皮化生 | 可变 | 高信号 | 无强化 |
| 息肉样子宫内膜异位症 | 低信号 | 中等信号 | 强化 |

　　此外，可通过弥散加权成像（diffusion weighted imaging，DWI）和动态对比增强 MRI（dynamic contrast-enhanced magnetic resonance imaging，DCE-MRI）等多参数 MRI 来评估病灶的侵袭性和肿瘤血管渗透性。MR 功能成像有广泛的应用前景，其可以更好地显示卵巢肿瘤的特征。DWI 和 DCE-MRI 能够分别评估肿瘤的细胞结构和血管生成[5]。

　　Thomassin-Naggara 等对 41 例附件肿块的患者进行研究发现，通过信号强度曲线与时间的关系，DCE-MRI 早期增强模式有助于良性、交界性和恶性肿瘤的鉴别。时间 - 信号强度曲线（time-signal intensity curve，TIC）分为三型，以子宫肌层强化曲线形态为参照，对卵巢肿瘤的 TIC 类型进行校正。I 型曲线：在灌注研究早期信号逐渐增加，呈缓慢上升，提示良性病变；II 型曲线：在动态增强早期信号增加，最大强化峰值低于子宫肌层，随后信号强度为平台期，呈快进慢出，提示交界性病变；III 型曲线：早期信号快速增加，最大强化峰值高于子宫肌层，之后信号强度逐渐减小，呈快进快出，被认为最可疑，提示恶性病变（图 3.14）[5-7]。

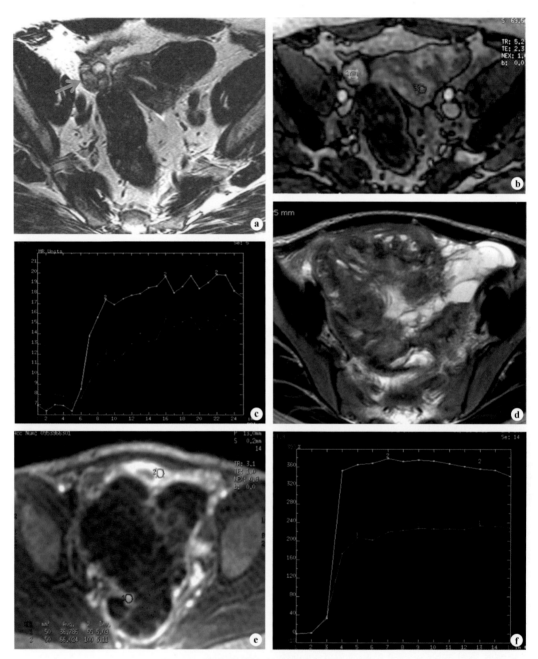

**图 3.14　右侧卵巢性索间质肿瘤和绒毛膜癌**

病例 1，右侧卵巢性索间质肿瘤；（a）右侧卵巢小结节，$T_2WI$；（b）增强扫描；（c）动态增强曲线，增强后其渗透速度在初始阶段快速增加，最大强化峰值高于子宫肌层，Ⅲ型曲线（ROI 绿色为病灶，粉色为子宫）；病例 2，绒毛膜癌，14 岁女性，快速生长的巨大混合性囊肿挤压子宫；（d）$T_2WI$；（e）增强后 $T_1WI$；（f）动态增强曲线，信号快速增强，最大强化峰值低于子宫肌层，Ⅱ型曲线（ROI 绿色为子宫，粉色为病灶），强度 × 时间；（a，b，d，e）横断面

此外，附壁肿块 $T_2WI$ 呈低信号，且未见弥散受限，则良性预测值达 100%[5]。

### 3.3.3 相关炎症过程的识别

子宫内膜异位症与盆腔炎症互为影响。患者腹腔液中的细胞因子和生长因子的浓度升高，产生的炎症反应促进子宫内膜异位症的进展。

MRI 显示腹膜增厚，弥漫性腹膜信号强化，尤其在卵巢窝附近。这种变化通常发生在以腺体组织为主的 DIE 病灶中，与卵巢型和腹膜型子宫内膜异位症患者相关（图 3.15）[8, 9]。

### 3.3.4 提高对微小非出血性腹壁 DIE 的识别

这些病灶以肌肉组织为主，它们与腹部肌肉组织信号强度相似，$T_1WI$ 呈中等信号，$T_2WI$ 呈低信号，由于纤维增生和缺乏腺体组织，两者的信号强度区别不大。因为常伴随炎症反应过程，所以增强后可使这些病灶信号强化，从而易于识别。

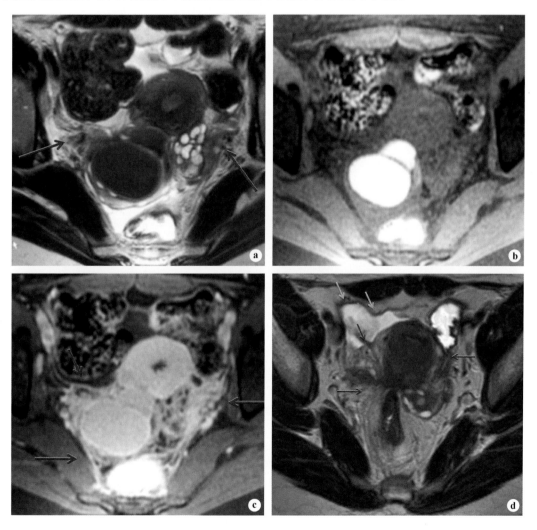

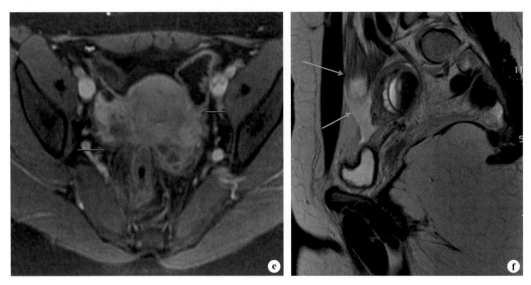

图 3.15　（a～e）腹膜增厚，弥漫性腹膜信号强化，注意双侧附件周围和左侧输卵管（红色箭头）；
（d，f）游离腹腔液（蓝色箭头）；（a～c，f）右侧卵巢子宫内膜异位囊肿；（a，d，f）T$_2$WI；
（b）抑脂 T$_1$WI；（c，e）增强后 T$_1$WI；（a～e）横断面；（f）矢状面

　　纤维瘤 MRI 的信号强度和增强扫描与子宫内膜异位症相似，但患者的临床表现和年龄有助于与子宫内膜异位症相鉴别（图 3.16）。

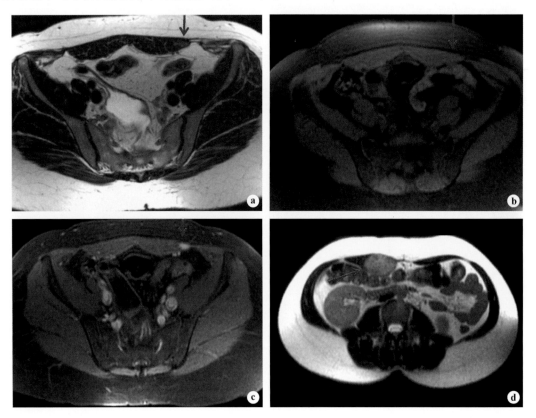

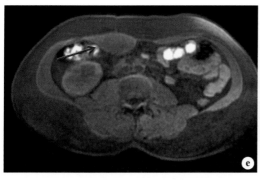
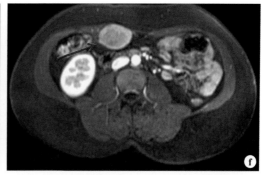

图 3.16　腹壁 EMs，增强扫描的重要性

病例 1，（a～c）病灶 $T_1WI$ 和 $T_2WI$ 信号强度与肌肉相似，（c）增强后病灶信号强化，患者的临床症状和年龄有助于诊断；病例 2，（d～f）纤维瘤，病灶位于直肠右侧，界线清楚，$T_2WI$ 呈高信号，$T_1WI$ 呈稍低信号，（f）增强后病灶信号强化；（a，d）$T_2WI$；（b，c，e，f）抑脂 $T_1WI$；（a～f）横断面

## 腹腔粘连

DIE 是一种浸润性疾病，常伴随腹腔粘连。有研究显示，66.7% 的患者出现盆腔粘连，60% 的患者出现直肠子宫陷凹部分或完全封闭[10]。

纤维性病变主要引起间质纤维化，并浸润周围组织或邻近器官，使之变形和移位，加重盆腔疼痛。因间质纤维化，所以在病理检查中很难观察到异位内膜组织[11]。

盆腔器官的粘连使子宫和卵巢移位，输卵管扭曲、扩张，阴道穹隆变短，直肠子宫陷凹封闭及肠管粘连扭曲成角（表 3.2）。随着子宫后屈，宫体和（或）宫颈的严重侧屈及附件向后向内侧偏移，子宫的位置和形状发生变化，有时移位至卵巢下方。当双侧卵巢彼此靠近或相互接触并固定在中间位置时，称为"卵巢亲吻征"（kissing ovaries sign）（图 3.17）。

| 表 3.2　盆腔粘连的征象 |
| --- |
| 子宫和卵巢移位 |
| 输卵管扭曲、扩张 |
| 阴道后穹隆变短 |
| 直肠子宫陷凹封闭 |
| 肠管粘连扭曲成角 |
| 包裹性积液 |

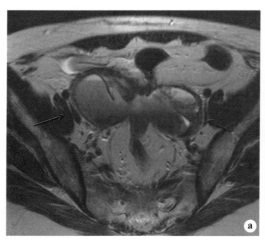
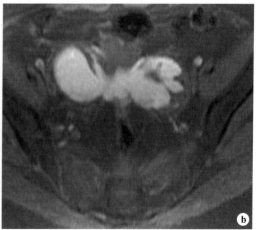

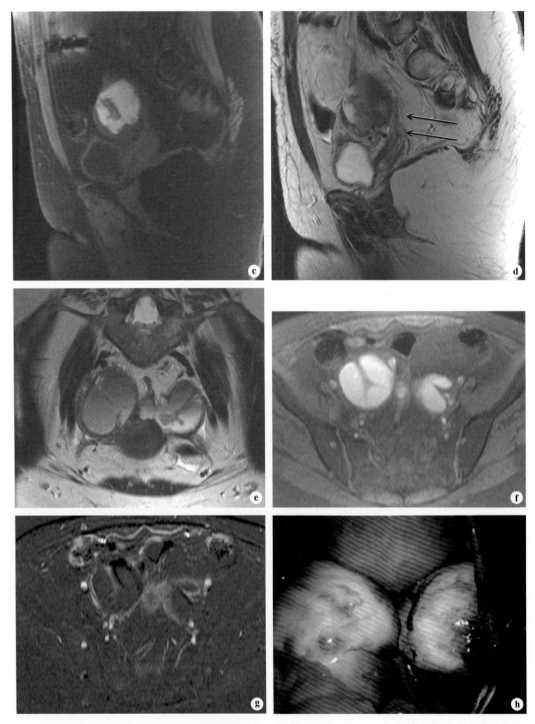

图 3.17  粘连使卵巢移位并固定在子宫的中间位置，称为"卵巢亲吻征"，双侧卵巢子宫内膜异位囊肿的囊壁增厚，其内有分隔和血块

（d）左侧卵巢子宫内膜异位囊肿邻近输尿管；（a，d）T$_2$WI；（b，c）抑脂 T$_1$WI；（a，b）横断面；（c，d）矢状面；（g）减影图像病灶信号强化；（h）腹腔镜下所见；（e）T$_2$WI，冠状面；（f）抑脂 T$_1$WI，横断面；（g）减影图像，横断面

　　此外，粘连可累及后盆腔的直肠和乙状结肠、盲肠、阑尾、右侧结肠旁沟的回肠末端或者前盆腔脏器（图 3.18）。

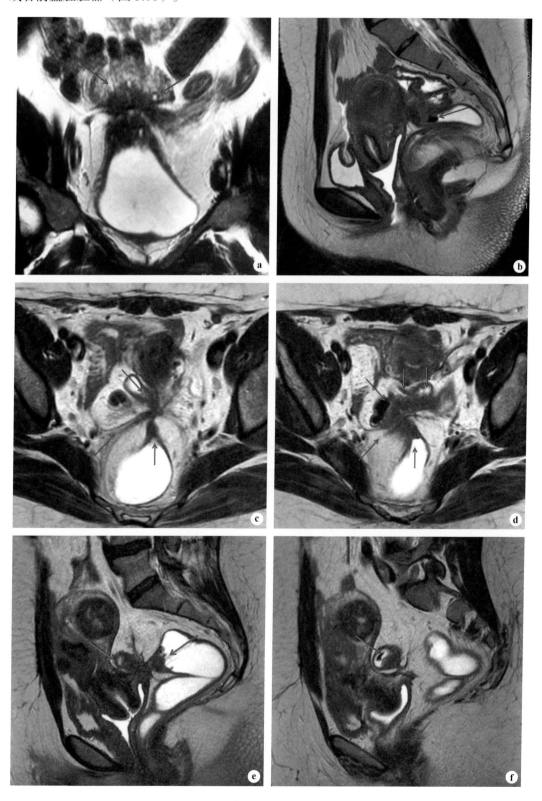

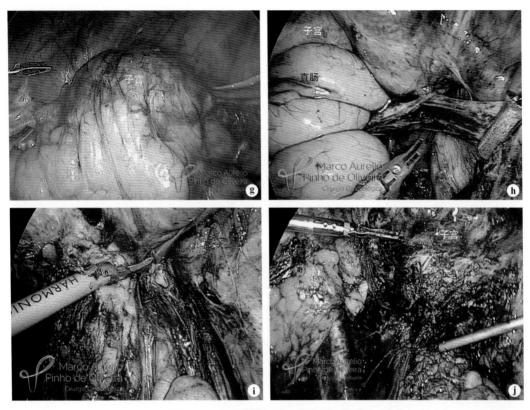

**图 3.18　DIE 病灶使肠襻粘连扭曲成角**

（a）病灶从膀胱顶部延伸至盲肠底部、回盲瓣和回肠远端（箭头），盲肠向内向下移位；（b）直肠向前挛缩与宫颈后方病灶粘连；（c～f）宫颈后方病灶使乙状结肠和直肠子宫陷凹的肠襻过度成角，$T_2WI$；（a）冠状面；（b，e，f）矢状面；（c，d）横断面；（g～j）腹腔镜下所见病灶（b）；（g）异位病灶与周围组织粘连，使直肠子宫陷凹完全封闭；（h～j）切除宫颈后方和肠管的病灶

　　腹腔粘连的另一个后果是形成局灶盆腹腔包裹性积液，与腹膜型子宫内膜异位症相关，形成腹膜假性囊肿（图 3.19）。

　　当宫旁组织或卵巢窝受累时，组织纤维化可能导致外生型输尿管受累，引起输尿管狭窄，甚至肾盂积水（图 3.20）。

　　早期的粘连过程经 MRI 检查难以识别，甚至不能察觉。此外，腹膜反折或正常解剖结构，如直肠子宫陷凹中小肠与子宫的接触面，乙状结肠与左侧卵巢的接触面，不应被误认为粘连（图 3.21）。

# 参 考 文 献

1. Bennett G, Slywotzky C, Cantera M, Hecht E. Unusual manifestations and complications of endometriosis—spectrum of imaging findings: pictorial review. Am J Roentgenol. 2010;194:WS34–46.
2. Anaf V, Simon P, Fayt I, Noel J. Smooth muscles are frequent components of endometriotic lesions. Hum Reprod. 2000;15:767–71.
3. Kondi-Pafitis A. Pathological aspects of endometriosis. In: Chakravarty B, Chaudhury K, editors. Endometriosis—basic concepts and current research trends. Hampshire: Intech; 2012. p. 101–12.
4. Koyama T. MR spectrum of benign endometriomas and malignant transformation in endometriomas: correlation with pathologic findings. Educational Exhibit at the 2007 European Congress of Radiology, Poster N: C-319.
5. Brandão A, Silva A. Diseases of the female pelvis: advances in imaging evaluation. Magn Reson Imaging Clin N Am. 2013;21:447–69.
6. Thomassin-Naggara I, Bazot M, Daraï E, Callard P, Thomassin J, Cuenod C. Epithelial ovarian tumors: value of dynamic contrast-enhanced MR imaging and correlation with tumor angiogenesis. Radiology. 2008;248:148–59.
7. Varma R, Rollason T, Gupta J, Maher E. Endometriosis and the neoplastic process. Reproduction. 2004;127:293–304.
8. Ryan I, Taylor R. Endometriosis and infertility: new concepts. Obstet Gynecol Surv. 1997;52:365–71.
9. Crispi C. Tratado de Videoendoscopia e Cirurgia minimamente invasiva em Ginecologia. 5th ed. Rio de Janeiro: Revinter; 2011.
10. Kondo W, Ribeiro R, Trippia C, Zomer M. Deep infiltrating endometriosis: anatomical distribution and surgical treatment. Rev Bras Ginecol Obstet. 2012;34:278–84.
11. Novellas S, Chassang M, Bouaziz J, Delotte J, Toullalan O, Chevallier E. Anterior pelvic endometriosis: MRI features. Abdom Imaging. 2010;35:742–9.
12. Piketty M, Chopin N, Dousset B, Millischer-Bellaische A, Roseau G, Leconte M, Borghese B, Chapron C. Preoperative work-up for patients with deeply infiltrating endometriosis: transvaginal ultrasonography must definitely be the first-line imaging examination. Hum Reprod. 2008;24:602–7.

# 第 4 章　深部浸润型子宫内膜异位症的部位

　　深部浸润型子宫内膜异位症主要表现为多灶性病变，因此了解其解剖分布对治疗策略和手术方式的选择尤为重要。此外，手术治疗旨在彻底清除所有的 DIE 病灶，因此，在 MRI 报告中精准地描述病变的部位有助于选择手术方式和判断手术切除的范围[1]。

　　据 Kondo 报道，每位患者的 DIE 病灶平均个数为 4 个，其中 45.4% 的患者肠管受累，8.4% 的患者膀胱受累及 6.3% 的患者输尿管浸润。Piketty 也有类似的发现，肠管、膀胱和输尿管受累的患者比例分别为 56%、5.4% 和 6.7%（图 4.1）[1, 2]。

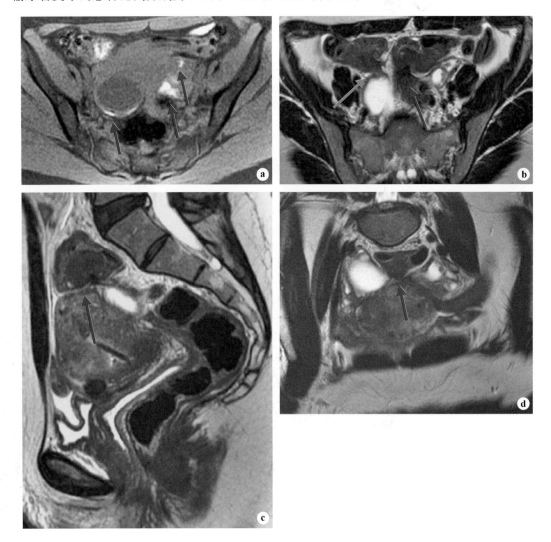

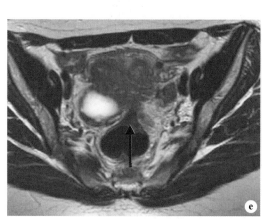
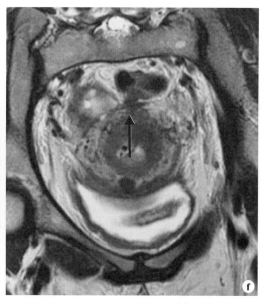

图 4.1　双侧卵巢子宫内膜异位症

（a）左侧卵巢浅表出血，右侧卵巢子宫内膜异位囊肿（箭头）；（b～d）深部病灶累及乙状结肠（红色箭头）和盲肠（b 中绿色箭头）；（a）抑脂 $T_1$WI；（b～d）$T_2$WI；（a，b）横断面；（c）矢状面；（d）冠状面；（e，f）宫颈后方深部病灶累及直肠和韧带（箭头）；（e，f）$T_2$WI；（e）横断面；（f）冠状面

　　文献表明，这些病灶在腹腔的解剖分布可通过经血逆流学说和腹腔液流动的模式进行解释，后盆腔和左侧盆腔病灶更为常见。Vercellini 等研究发现，64.5% 的患者出现左侧宫骶韧带受累，64% 的患者发生左侧输尿管受累，而 74% 的患者有直肠、乙状结肠受累。Chapron 指出，93.4% 的病灶位于后盆腔（图 4.2）[3-5]。

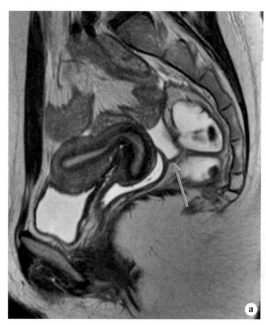
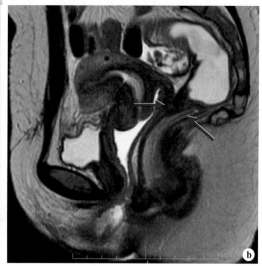

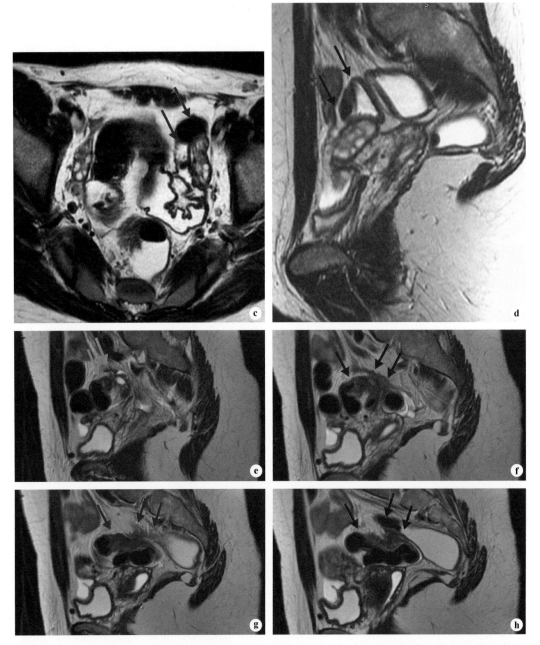

图 4.2 （a）后盆腔阴道后穹隆的深部病灶（绿色箭头）；（b）直肠阴道隔病灶累及阴道和直肠下段；（a，b）T₂WI，矢状面；（c，d）在左侧盆腔，乙状结肠靠近左侧卵巢，阻止了经血回流；（e～h）乙状结肠和左侧卵巢窝的深部病灶，注意与卵巢的关系（蓝色箭头）；（c～h）T₂WI；（c）横断面；（d～h）矢状面

　　DIE 病灶因浸润的器官部位不同，可出现特殊的病征。Piketty 发现，肠道深部病灶在 30% ～ 50% 的患者中呈多灶性分布，最常见的部位是直肠（96%），其次是乙状结肠（38%）、盲肠（22%）、大网膜（10%）、回肠（7%）和阑尾（7%）（图 4.3）[2]。

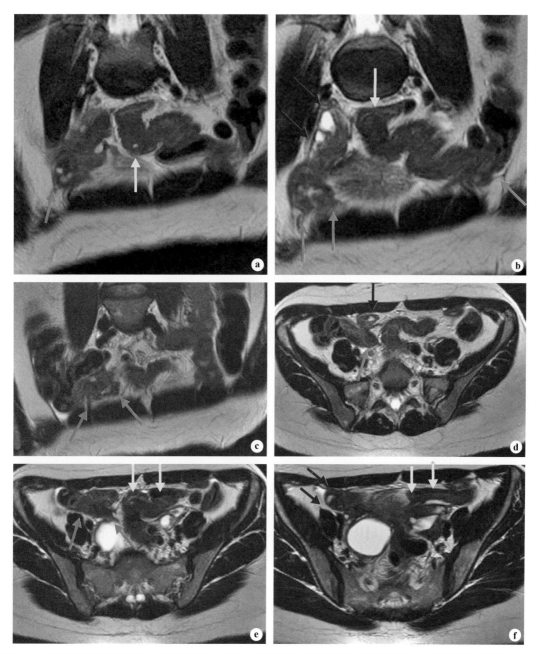

图 4.3 多灶浸润性肠道 EMs 有 6 处病灶，其中包括直肠、乙状结肠（黄色箭头）、盲肠（蓝色箭头）、降结肠（绿色箭头）和回肠（红色箭头）；（b）T₂WI；（a～c）冠状面；（d～f）横断面

  DIE 的部位也可能与疾病的严重程度有关，直肠子宫陷凹封闭，累及肠管、膀胱、输尿管，侵及盆侧壁或盆底，浸润盆腔神经被认为是该病的严重形式（图 4.4）[6]。

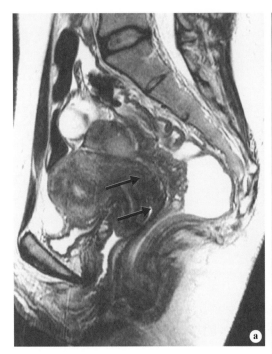

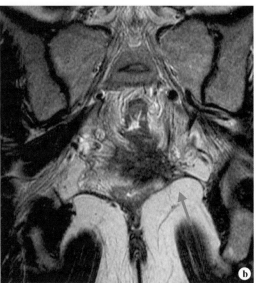

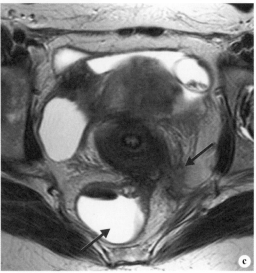

图 4.4　宫颈后方病灶，累及阴道后穹隆、直肠、阴道、宫骶韧带和左侧宫旁组织（红色箭头），并影响肛提肌（绿色箭头）；（a～c）T$_2$WI；（a）矢状面；（b）冠状面；（c）横断面

　　盆腔 DIE 病灶的浸润程度因患者而异，可呈不对称分布。当主要累及的器官为子宫或肠管时，这种浸润方式将影响手术范围。因此，笔者认为 DIE 病灶的测量应包括以下参数。

　　（1）整个病灶。

　　（2）受累器官内的病灶。

　　（3）病灶与器官肌层和黏膜的关系。

　　按照累及的器官，表 4.1 列出了需要测量的参数。

表 4.1　盆腔病灶累及的部位

| 部位 | 测量参数 |
| --- | --- |
| 宫骶韧带 | 长度和直径 |
| 子宫肌层 | 范围和深度，到宫腔的距离 |
| 肠道 | 长度，深度，肠壁黏膜周径累及的范围，狭窄程度，到肛缘的距离 |
| 膀胱 | 长度，肌层和黏膜层累及程度，是否累及输尿管口 |
| 阴道穹隆 | 长度，黏膜累及程度 |
| 宫旁组织 | 长度，子宫动脉和输尿管累及程度 |
| 阴道旁组织 | 下腹下丛及肛提肌累及程度 |

# 4.1　前盆腔

前盆腔 DIE 亦为多灶性浸润，其向两侧至圆韧带，向前至膀胱（通常是上表面和后表面），向后至子宫肌层，呈浸润性生长，通常不累及阴道（图 4.5～图 4.8）。最终，病灶还会侵及邻近器官如输卵管、卵巢和阔韧带，盲肠和盲肠周围区域可能会因为与右侧前盆腔深部病灶粘连而受累（图 4.9）。

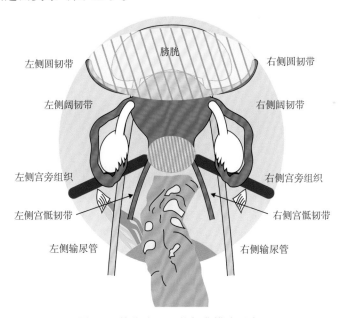

图 4.5　前盆腔 DIE 的侵袭模式示意图

两侧：累及圆韧带。向前：侵及膀胱。向后：侵及子宫前壁肌层。注意：腹腔镜检查的右侧对应于 MRI 的左侧

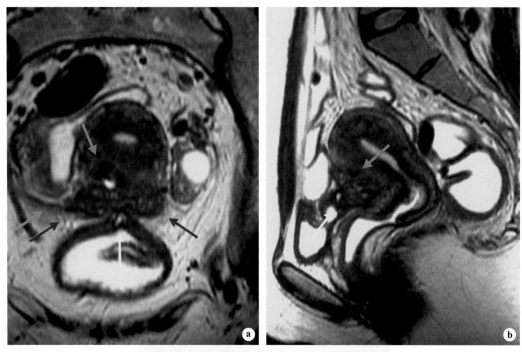

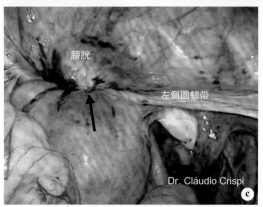

图 4.6　前盆腔多灶浸润的深部异位病灶（红色箭头），沿圆韧带向侧壁延伸（绿色箭头），向前至膀胱
　　　　顶（黄色箭头），向后至子宫前壁肌层（蓝色箭头）

（a，b）$T_2WI$；（a）冠状面；（b）矢状面；（c）腹腔镜下见膀胱和子宫前壁的病灶

　　因此，我们将分别观察受影响的器官，如泌尿道、子宫肌层和韧带。MRI 检查前，应注意一些成像采集的细节。排空膀胱可增强对子宫肌层、韧带结节及细小病变的识别，尤其是浅表的膀胱病灶。此外，由于膀胱充盈时其向后向上移位，尿液流动产生的运动伪影可能影响病灶的辨别，因此可能因膀胱充盈而遗漏较大的病灶（图 4.10）。

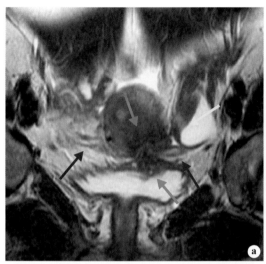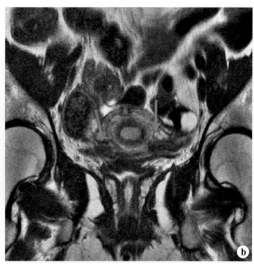

图 4.7 （a）深部异位病灶以膀胱病灶为主（绿色箭头），累及子宫肌层（蓝色箭头）和圆韧带（红色箭头），左侧与乙状结肠粘连（黄色箭头）；（b）深部异位病灶以韧带病灶为主，圆韧带增厚（红色箭头），两侧侵入子宫肌层（蓝色箭头）；（a，b）T$_2$WI，冠状面

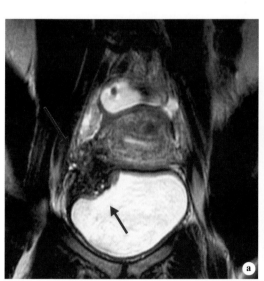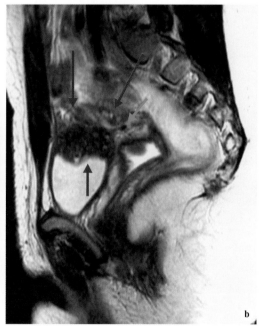

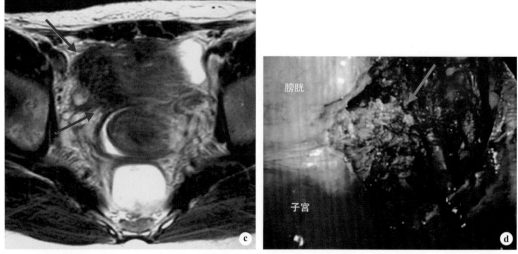

图 4.8　前盆腔膀胱右侧深部异位病灶，累及阔韧带和圆韧带；注意子宫动脉旁的病灶（b 中绿色箭头）；
　　　（a～c）T₂WI；（a）冠状面；（b）矢状面；（c）横断面；（d）腹腔镜下见右侧盆腔病灶

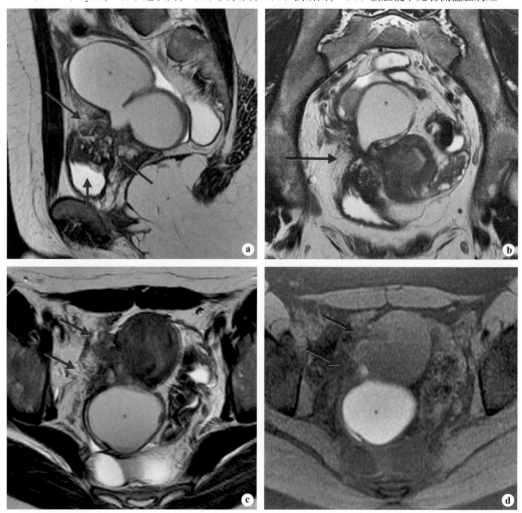

图 4.9　膀胱 DIE 向右侵及圆韧带，膀胱、子宫和附件粘连（箭头），（＊）右侧卵巢子宫内膜异位囊肿
（a～c）T₂WI；（a）矢状面；（b）冠状面；（c）横断面；（d）卵巢子宫内膜异位囊肿和出血灶（箭头）均呈高信号，抑
脂 T₁WI，横断面

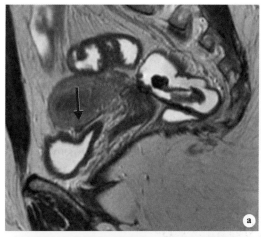

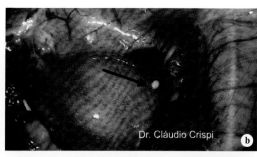

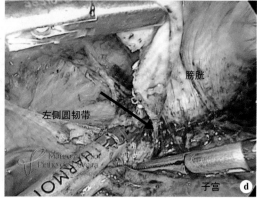

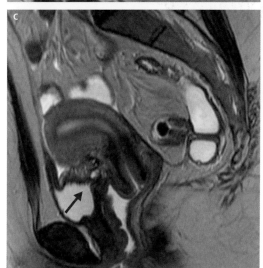

图 4.10　排空膀胱是识别膀胱病灶的最佳方法；可以识别微小病灶，包括（a）浅表病变，腺体样赘生物（箭头）；（a，c）T$_2$WI，矢状面；（b）腹腔镜下见子宫表面的腺体样赘生物；（c）早期膀胱受累，逼尿肌受累；（d）腹腔镜下切除膀胱结节和圆韧带病灶

## 4.1.1　泌尿道（膀胱和输尿管远端）

泌尿道 DIE 少见，占子宫内膜异位症患者的 1% ～ 2%。近年来，其发病率有所增加，占子宫内膜异位症患者的 0.3% ～ 12%。膀胱是最常被累及的器官，占 DIE 的 11%[3, 5, 7, 8]。输尿管更容易受到后盆腔 DIE 的影响，本节我们将对输尿管受累进行描述[9]。

### 4.1.1.1　膀胱解剖

膀胱为盆腔的腹膜后器官，腹膜覆盖其表面及子宫前壁，形成膀胱子宫陷凹（图 4.11）。下面列出的是位于膀胱周围的腹膜外间隙，在手术解剖中非常重要。

（1）膀胱宫颈间隙和膀胱阴道间隙：位于下尿路和生殖道之间，被薄层隔膜即阴道上隔分开。它以膀胱、宫颈和阴道上段为界，两侧以膀胱柱为界，其中输尿管由此低位穿行进入膀胱，此间隙很少被异位病灶累及 [9]。

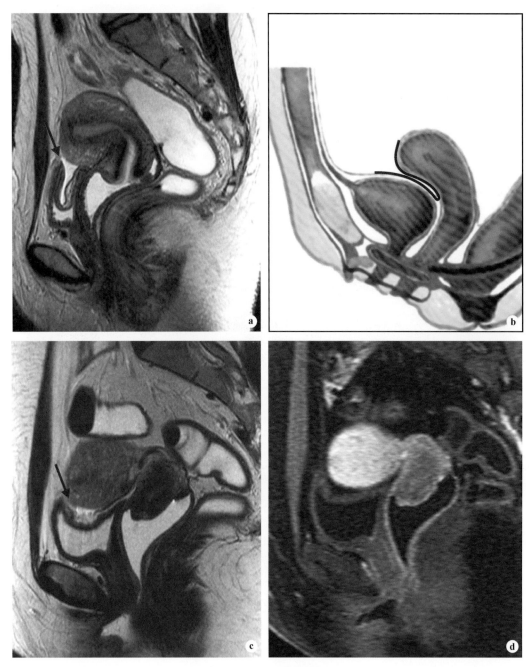

图 4.11　膀胱位于腹膜外

（a）游离的腹腔液使膀胱顶部和子宫前壁腹膜显示得更加清晰（红色箭头）；（b）形成了膀胱子宫陷凹（红色轮廓），膀胱壁的正常信号：黏膜高信号层（散在强化），逼尿肌显示低信号，伴高信号轮廓（无强化），顶部为腹膜（b 中红线），其余为盆腔内筋膜层（b 中蓝线）；（a，c）T$_2$WI，矢状面；（b）示意图；（d）抑脂后增强 T$_1$WI

（2）Retzius 间隙又称为耻骨后间隙、膀胱前间隙：在耻骨和膀胱前壁之间，其内包含小静脉及支撑的韧带（图 4.12）[10]。

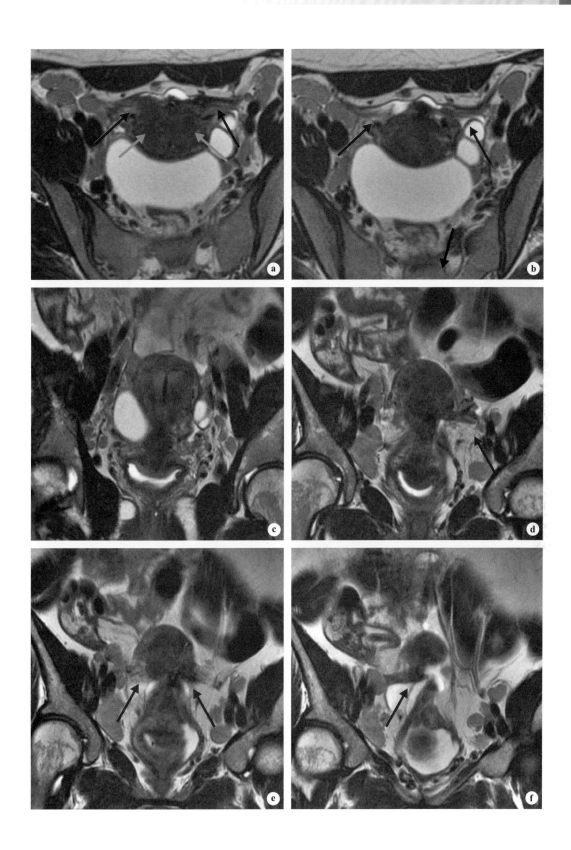

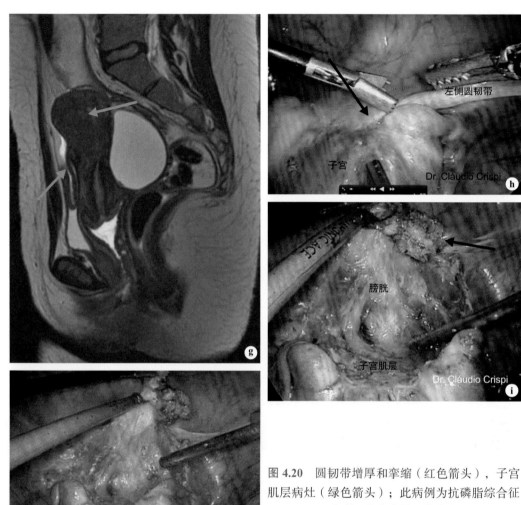

图 4.20　圆韧带增厚和挛缩（红色箭头），子宫肌层病灶（绿色箭头）；此病例为抗磷脂综合征患者，注意有淋巴结肿大

（a，b）T$_2$WI，短轴冠状面；（c～f）长轴冠状面；（g）矢状面；（h～j）腹腔镜下见圆韧带挛缩，切除子宫前壁肌层病灶

　　Busard 发现，59% 的患者膀胱病灶中囊肿和出血主要出现在黏膜固有层，与肌层相比该层组织较为疏松（图 4.22）。

　　不要将脐正中韧带附着处或脐尿管残留误认为膀胱病灶。脐正中韧带在膀胱穹顶处的附着呈线状结构，沿腹壁上方延伸至脐部（图 4.13）。脐尿管残留通常是囊性、边界清楚的病灶，囊肿内蛋白质含量高使 T$_1$WI 呈高信号，通常不累及子宫肌层，但或累及圆韧带（图 4.14）。

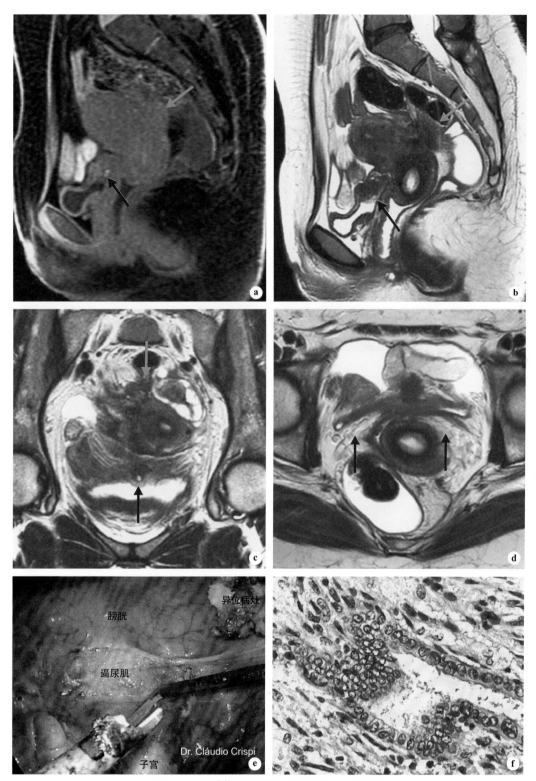

**图 4.21**　膀胱穹顶后壁的病灶较深，黏膜完整

（a）T₁WI 见出血灶；（b～d）T₂WI 病灶低信号，未穿透黏膜，稍增厚并肿胀（红色箭头）；注意位于宫颈后方的乙状结肠和宫骶韧带病灶（绿色箭头），（*）左侧卵巢子宫内膜异位囊肿；（d）未侵犯输尿管口；（a, b）矢状面；（c）冠状面；（d）横断面；（e）腹腔镜下切除膀胱异位病灶，可见逼尿肌；（f）病理检查（400×）示水肿的平滑肌中有异位的内膜腺体

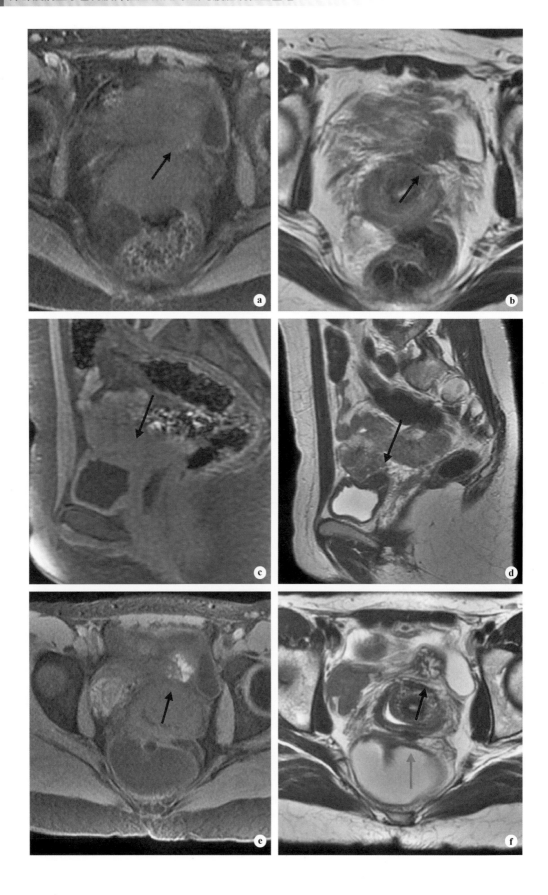

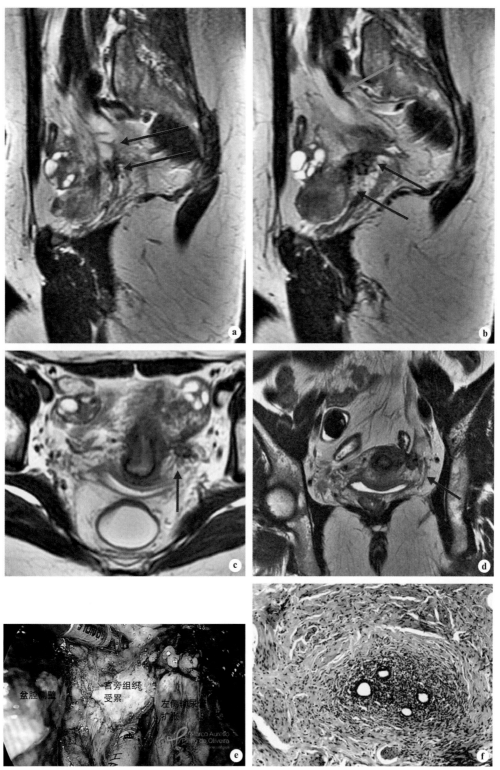

图 4.26 病变位于左侧宫旁组织（红色箭头），累及输尿管远端至输尿管膀胱交界处上方 3cm，引起扩张
（绿色箭头）

（a，b）T₂WI，矢状面；（c）横断面；（d）冠状面；（e）腹腔镜下所见；（f）病理检查（100×）示宫旁组织内有异位病灶、
纤维结缔组织和周围神经

是否为外生型或内生型输尿管受累，取决于异位病灶累及管壁的组织学改变程度。输尿管壁由三层组成：黏膜层、肌层和外膜。外生型最常见，占病例的 80%，其特征是累及外膜或周围的结缔组织，而输尿管壁没有内膜腺体或间质的组织学改变证据。内生型的病灶累及固有肌层甚至黏膜层。术前区分输尿管壁的累及程度的技术可能有限，但 MRI 可提供一些变化依据，如管壁增厚、局部不规则提示内生型。此外，这两种类型均可引起输尿管狭窄、扩张和肾积水[13, 18, 21, 22]。

### 4.1.1.8　临床表现

大多数情况下，输尿管受累是无症状的，因此可导致肾脏功能无声地丧失。早期 MRI 检查至关重要，可以早期发现病变，避免肾功能受损。

### 4.1.1.9　MRI 和腹腔镜检查的表现

解剖学知识和高分辨率 MRI 是输尿管子宫内膜异位症术前诊断的基础。识别输尿管无须进行对比增强或 MRI 尿路造影，笔者建议通过长轴和短轴冠状面的 $T_2WI$ 高分辨率图像及以下解剖标志来识别，如子宫动脉、宫旁组织、宫骶韧带和膀胱后壁。在短轴冠状面上，从膀胱后壁开始寻找，确定膀胱三角区后，再确认输尿管。输尿管在宫旁跨过子宫动脉，沿宫骶韧带向两侧延伸，从卵巢窝后表面腹膜向上，与髂血管交叉（图 4.27）。

输尿管子宫内膜异位病灶的信号强度可能变化，以纤维组织成分为主的变化最常见，$T_2WI$ 呈低信号，$T_1WI$ 呈中等信号，其内很少有出血灶。

输尿管受累程度可能与子宫内膜异位症病灶的部位相关：

**1. 宫骶韧带伴两侧宫旁累及**　输尿管在斜行水平方向从宫旁和闭孔窝之间通过，异位病灶累及输尿管壁或其周围组织。宫骶韧带增厚、不规则和挛缩，与相邻组织粘连或形成不规则结节。某些情况下，病灶可能很小，直到发生继发性输尿管扩张后才被发现（图 4.28 和图 4.29）。

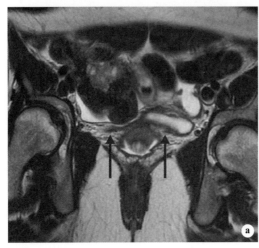
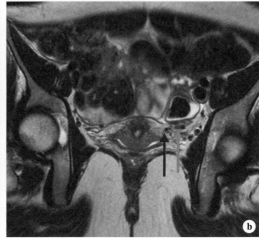

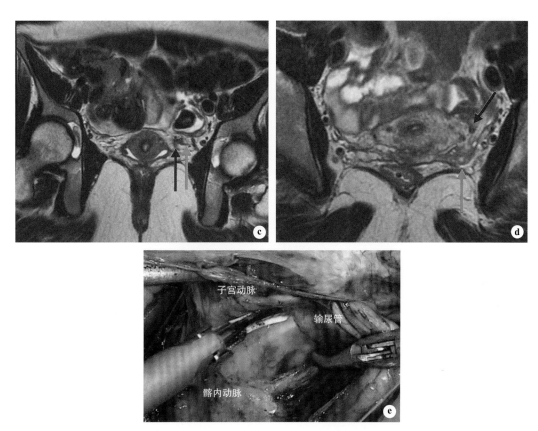

图 4.27　先辨认膀胱三角区，然后在膀胱后壁识别输尿管（a 中红色箭头）；输尿管沿着宫旁组织上缘（红色箭头）在宫骶韧带旁跨过子宫动脉（b，c 中绿色箭头），经附件（d 中蓝色箭头）后表面到达骨盆漏斗中髂血管的交界部；（a～d）T₂WI，冠状面；（e）腹腔镜下可见输尿管上方与之交叉的子宫动脉

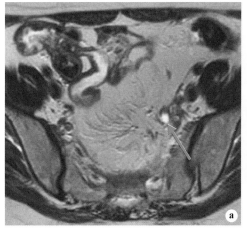

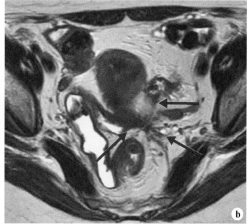

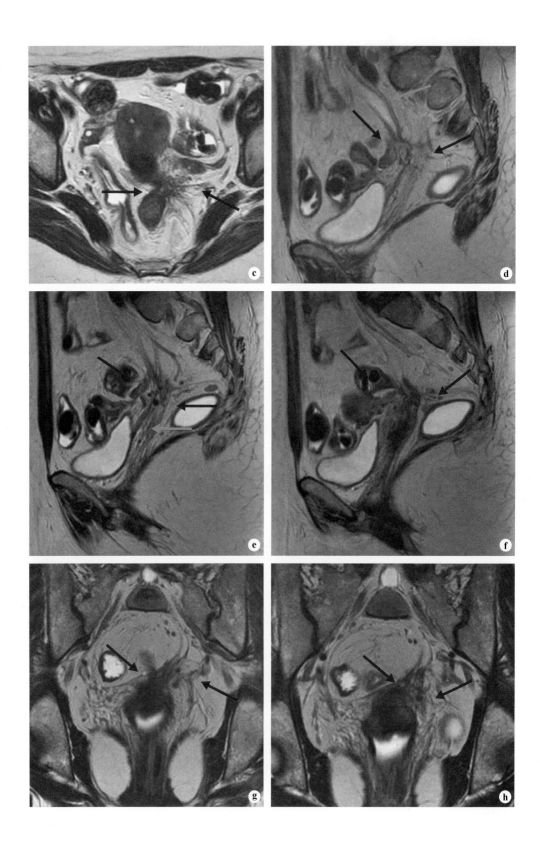

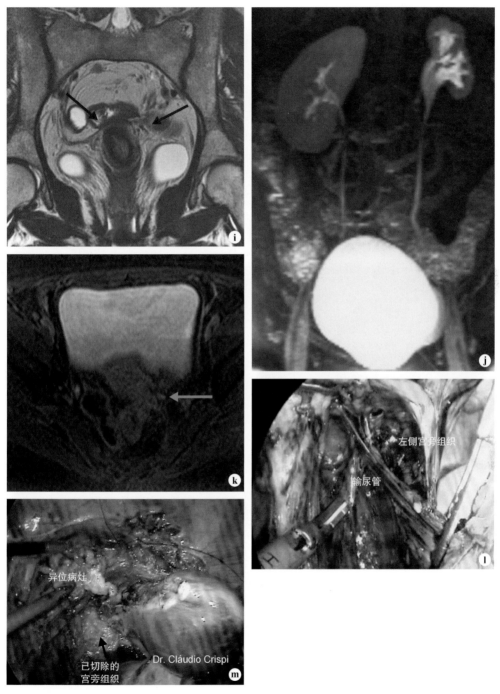

图 4.28　后侧盆腔的病灶，以左侧宫骶韧带为中心向宫旁组织浸润（b～g 中箭头）；韧带不规则增厚，与直肠、乙状结肠粘连，累及宫旁组织、子宫动脉和输尿管（e，k 中绿色箭头），向内侧偏移（k），输尿管扩张、肾盂积水（j）；（a～i）T₂WI；（a～c，k）横断面；（d～f）矢状面；（g～i）冠状面；（j，k）MR 尿路造影；（j）增强后 MIP 重建；（l，m）腹腔镜手术；（l）分离宫旁组织；（m）左侧宫旁组织病灶已切除

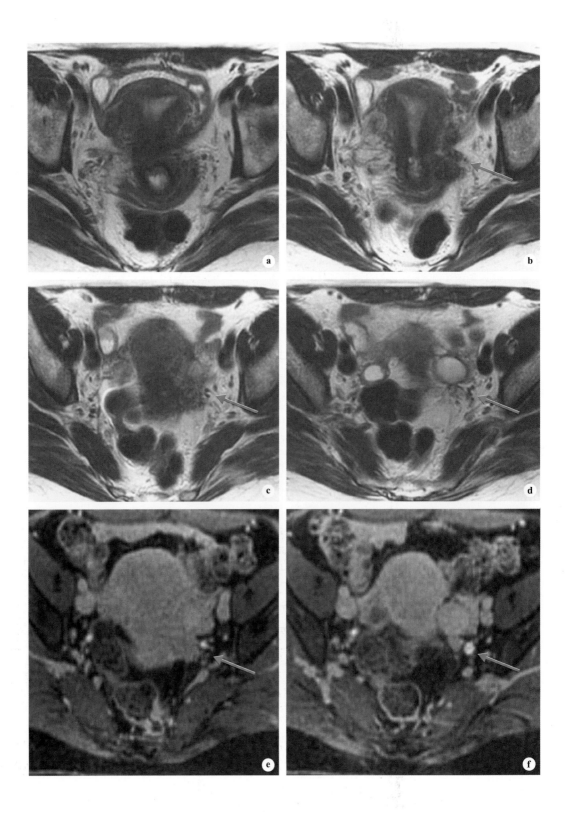

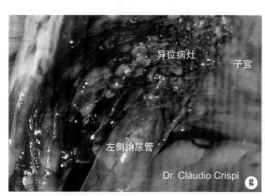
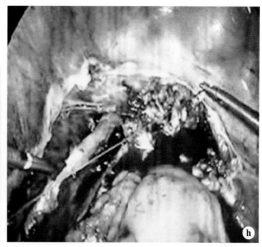

图 4.29　左侧宫旁不规则结节（蓝色箭头）引起输尿管狭窄；（a～d）T_2WI；（e～f）增强后 T_1WI；（a～f）横断面；（g）腹腔镜下见输尿管远端狭窄，近端扩张；（h）腹腔镜下见输尿管病灶切除，双 J 管置入

**2. 直肠阴道隔伴宫旁组织累及**　大多数情况下，较大的直肠阴道隔结节向一侧或两侧宫旁组织和输尿管周围组织侵犯，累及子宫动脉和输尿管（图 4.30）。

**3. 膀胱 – 输尿管交界处受累**　异位病灶主要累及膀胱穹顶和膀胱后壁，膀胱 – 输尿管交界处受累不常见。影像报告中应描述病灶与输尿管之间的距离。在某些情况下，当病灶累及输尿管远端或输尿管口时，涉及手术方式的选择（图 4.31）。当输尿管口受累范围较大时，需要行输尿管膀胱再植术（图 4.18 和图 4.24）[9]。

**4. 卵巢窝**（卵巢子宫内膜异位囊肿或深部异位病灶的挤压作用）　卵巢窝的浸润病灶通常累及乙状结肠和输尿管。由于肠道受累情况比输尿管受累更为常见，因此需仔细分析（图 4.32）。较大的卵巢子宫内膜异位囊肿（直径＞5cm）可以在卵巢窝水平后路机械性挤压输尿管。同样，炎症反应也会影响卵巢窝，从而波及输尿管（表 4.3 和图 4.33）。

### 4.1.1.10　治疗建议

外生型输尿管受累需要及时行输尿管粘连松解术。如果考虑内生型输尿管受累，则可能需要进行输尿管部分切除，并行输尿管端端吻合术。

当病变累及输尿管口时，需要进行仔细的手术评估，必要时需行输尿管膀胱植入术。即使采用适当的手术，输尿管植入也可能引起尿液反流，并可能进一步加重肾脏损害（图 4.18 和图 4.24）。当输尿管口广泛受累时，需切除病灶后行输尿管膀胱吻合（再植）术（图 4.34）[9]。

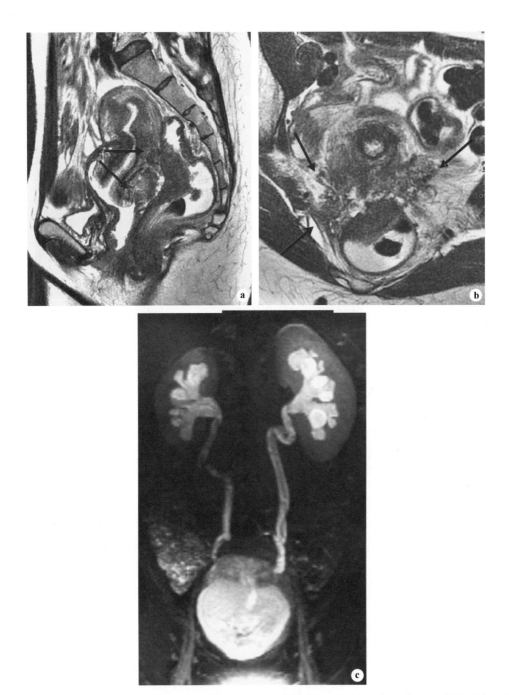

图 4.30　（a）宫颈后方和直肠阴道隔的大结节病灶（红色箭头）；（b）双侧宫旁组织受累，累及子宫动脉和输尿管（红色箭头）；（c）双侧肾积水，左侧尤甚；注意右侧韧带累及；（a, b）T₂WI；（a）矢状面；（b）横断面；（c）MR 尿路造影（增强后 MIP）

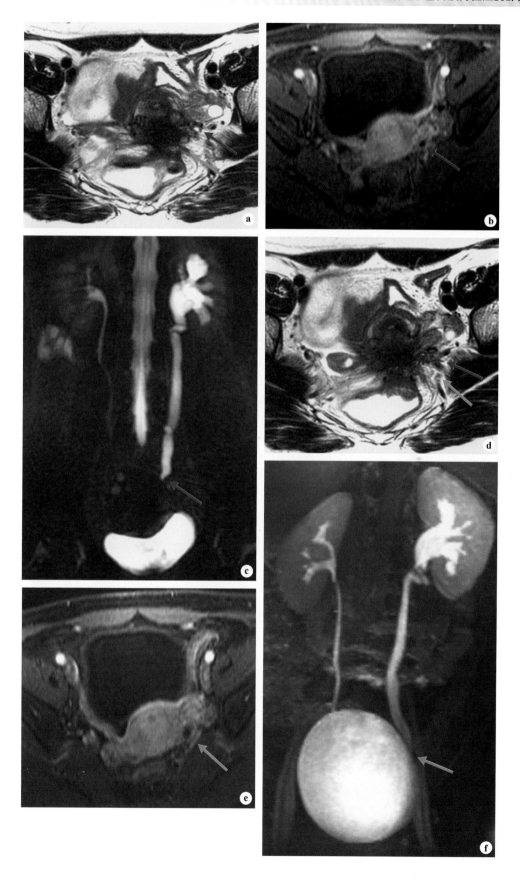

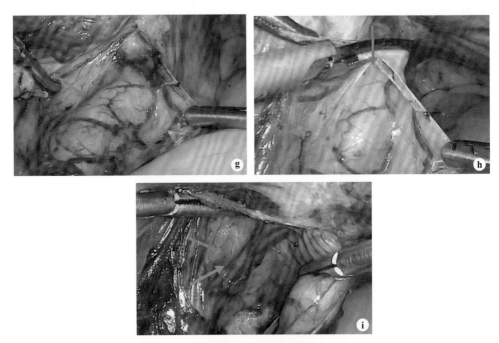

图 4.31　左侧输尿管扩张

宫颈后方广泛的病灶（a, d 中绿色箭头），双侧宫旁组织受累，累及输尿管远端靠近输尿管口部位（a, c, e, f 中红色箭头）；
（a, d）T$_2$WI，横断面；（b, e）MR 尿路造影；（c）MR 尿路造影（增强后 MIP）；（f）增强后 MIP；（g～i）腹腔镜
检查；（g）扩张的左侧输尿管（蓝色箭头），游离后观察到狭窄部位；（h）腹膜后见左侧输尿管严重扩张（蓝色箭头）；
（i）分离的子宫动脉（绿色箭头）

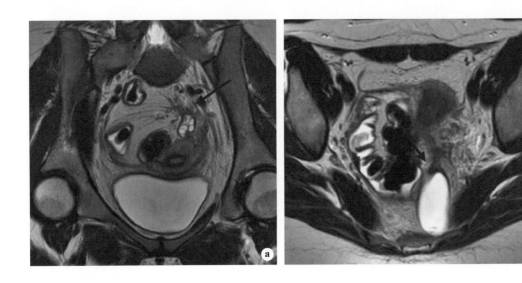

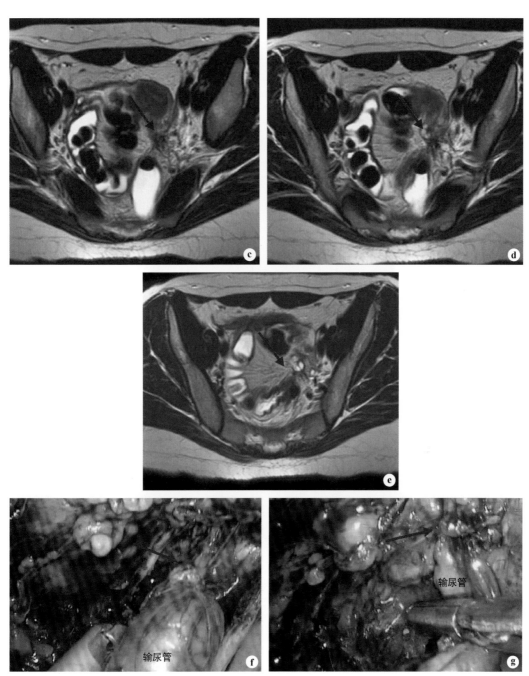

图 4.32　左侧卵巢窝的浸润病灶虽小，但引起输尿管阻塞（a～e 中红色箭头）；（a～e）T₂WI；
（a）冠状面；（b～e）横断面；（f，g）腹腔镜下见输尿管的纤维化狭窄环（红色箭头）

表 4.3　累及输尿管的 DIE

| 后盆腔和侧盆腔病灶，宫骶韧带伴宫旁组织浸润 |
| --- |
| 后盆腔大结节、宫颈后方或直肠阴道隔病灶向宫旁组织浸润 |
| 前盆腔病灶累及输尿管膀胱交界部 |
| 浸润卵巢窝的病灶 |
| 卵巢子宫内膜异位囊肿压迫作用 |

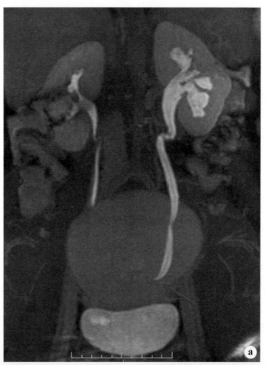

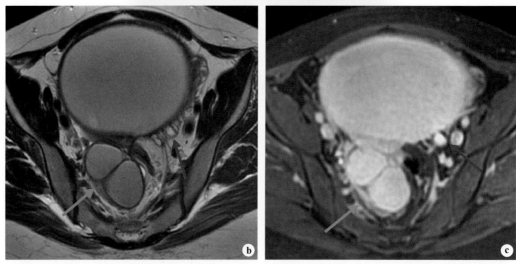

图 4.33　左侧巨大卵巢子宫内膜异位囊肿（$T_1$WI 呈高信号，$T_2$WI 呈低信号），压迫左侧输尿管，伴输尿管积水（a～c 中红色箭头）；（a，c）抑脂后增强 $T_1$WI；（a）MR 尿路造影，MIP 处理后；（b，c）右侧卵巢子宫内膜异位囊肿（绿色箭头）；（b）$T_2$WI；（b，c）横断面

　　根据笔者的经验，在腹腔镜下观察到的输尿管病变的纵向范围与 MRI 所识别的范围可能存在差异，MRI 确定的纵向范围可能更小。

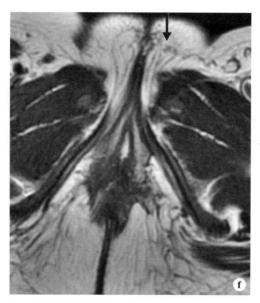

图 4.36　腹膜外圆韧带的解剖，向下向内穿过腹股沟管，与努克管相邻，直至进入大阴唇
（b～f 中的箭头）；（a）示意图；（b～f）T$_2$WI，横断面

为了便于直观描述，通过圆韧带和阔韧带将女性盆腔分为前、后盆腔，如本节 4.1
所述。

### 4.1.2.2　子宫内膜异位症的常见表现

圆韧带子宫内膜异位症腹膜内和腹膜外均可累及，腹膜内受累更常见，文献报道常常
低估了这种表现。Crispi 报道，174 例接受手术治疗的浸润型子宫内膜异位症患者，腹膜
内圆韧带受累的发生率约为 13.8%。

### 4.1.2.3　临床表现

患者常有疼痛和膀胱区不适感，可能出现周期性的外阴肿胀。体格检查能够发现这种
表现，尤其是在腹膜外受累时。

### 4.1.2.4　MRI 和腹腔镜检查的表现

腹腔镜下典型的圆韧带 DIE 表现为圆韧带增厚、移位和挛缩（图 4.37）。
如表 4.4 所示，圆韧带的累及可沿其走行发生，单发或散在，伴随其他邻近器官的累及，
具体如下：

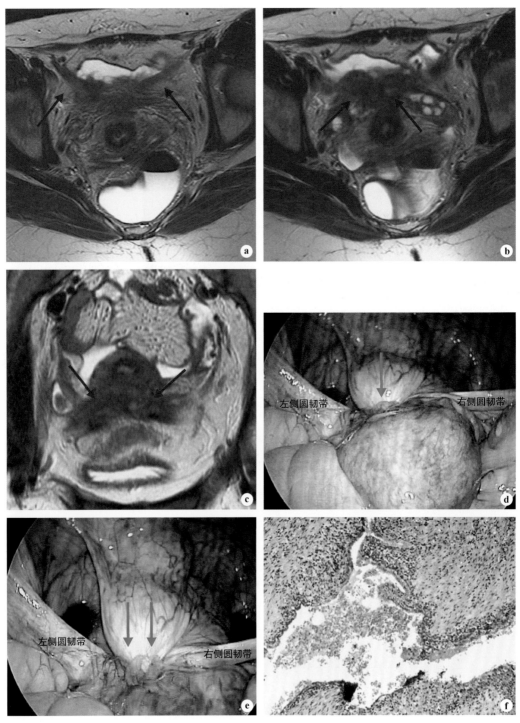

图 4.37　DIE 表现为圆韧带增厚、不规则（箭头），T$_2$WI 呈低信号；T$_2$WI：（a，b）横断面；（c）冠状面。（d，e）腹腔镜下见圆韧带增厚、挛缩，向子宫前壁肌层浸润（蓝色箭头）；（f）病理检查（100×）示异位的子宫内膜伴周边平滑肌增生及玻璃样变性

之一（图 4.53）[16, 28]。

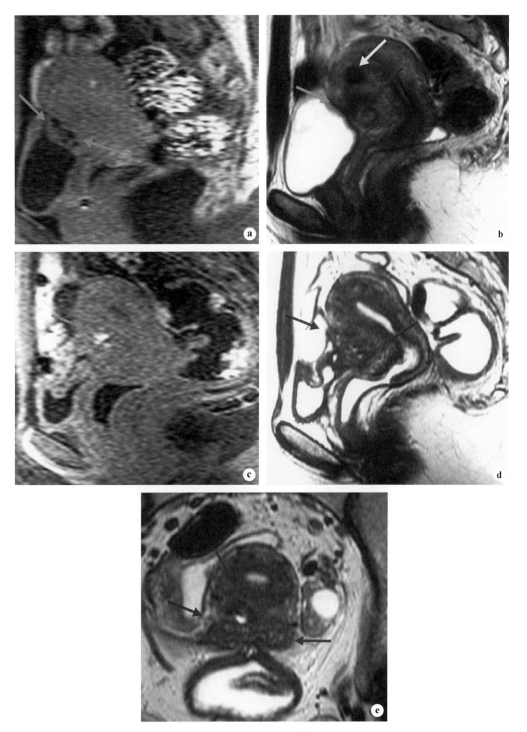

**图 4.53　前盆腔子宫肌层病灶**

（a，b）第一次检查，无症状；（b）T₂WI 示子宫前壁肌层散在的界线不清的低信号区（红色箭头）、平滑肌瘤（黄色箭头）及膀胱子宫陷凹信号缺失的纤维瘢痕组织（绿色箭头）；（c～e）第二次检查，经期小便时偶尔疼痛；子宫前壁、膀胱和圆韧带可见浸润性病灶，T₁WI（蓝色箭头）和 T₂WI（异位内膜腺体有出血）呈高信号；（a，c）T₁WI；（b，d，e）T₂WI；（a～d）矢状面；
（e）短轴冠状面

因此，当 MRI 确定子宫有病灶累及时，建议切除。如果病灶过大且靠近宫腔，要完全切除病灶则需行子宫切除。因此，有生育要求的患者，保留子宫会留下部分肌层病灶（图 4.54）[15]。

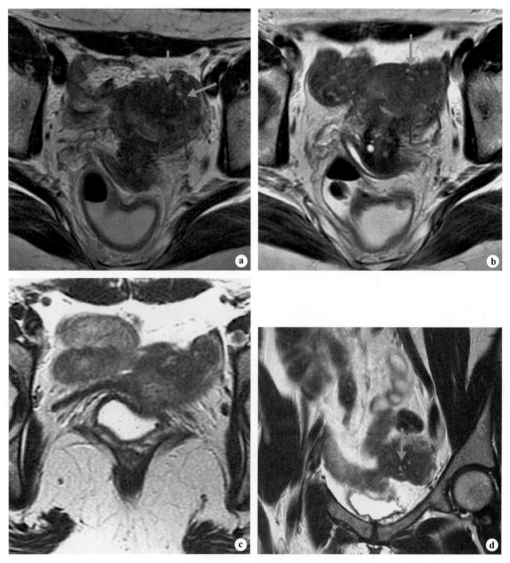

图 4.54　子宫前壁肌层的病灶较大，前壁几乎完全累及，接近宫腔（红色箭头）；T₂WI 示病灶中多个高信号灶（绿色箭头）；（a～c）横断面；（d）短轴冠状面

## 4.2　后盆腔

DIE 最常见于后盆腔，直肠子宫陷凹的异位病灶及周期性出血引起的慢性盆腔炎症，导致邻近器官的浸润和直肠子宫陷凹的封闭（图 4.55）。

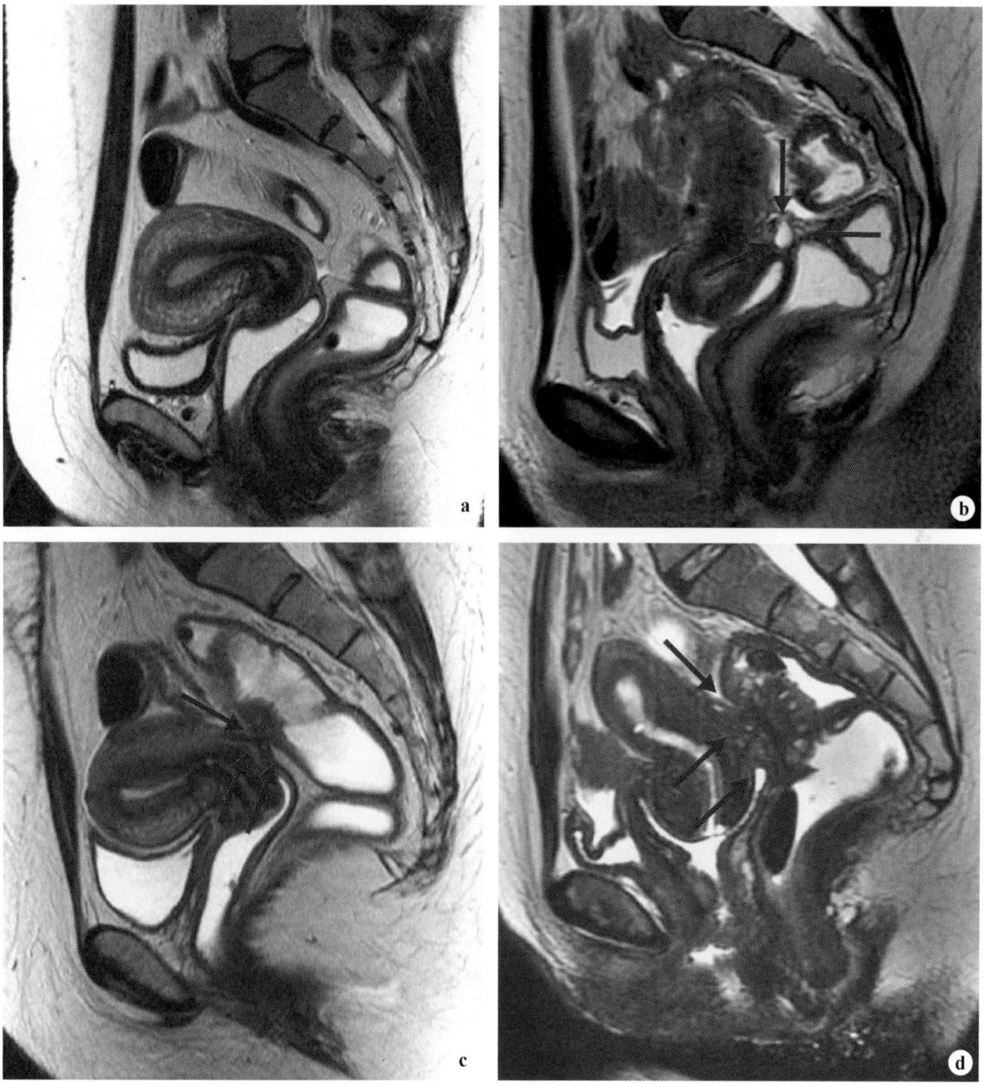

图 4.55　直肠子宫陷凹处腹膜 EMs（箭头）

（a）正常的直肠子宫陷凹；（b）封闭的直肠子宫陷凹顶部；（c）直肠子宫陷凹部分封闭；（d）直肠子宫陷凹完全封闭；

（a ～ d）矢状面，$T_2$WI

　　后盆腔入路复杂，有重要的盆腔结构毗邻，病灶可侵及宫骶韧带、宫颈后区、直肠阴道隔与阴道后穹隆（图 4.56）。因此，了解 DIE 在此区的解剖分布对术前诊断至关重要。

　　病灶可向两侧浸润至输尿管旁导致其粘连，需行输尿管松解术。此外，位于此区（宫颈后区和直肠阴道隔）中央较大的病灶可累及宫旁组织、阴道旁组织、腹下神经、下腹下丛及腰骶丛、宫骶韧带及输尿管（图 4.57 和图 4.58）。

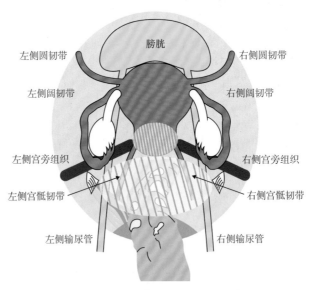

**图 4.56　后盆腔 DIE 的侵袭模式示意图**

两侧：宫骶韧带、宫旁和阴道旁组织。向前：子宫后壁肌层和阴道前穹隆。向后：直肠和乙状结肠。注意：腹腔镜检查的左
侧对应于 MRI 的右侧，反之亦然

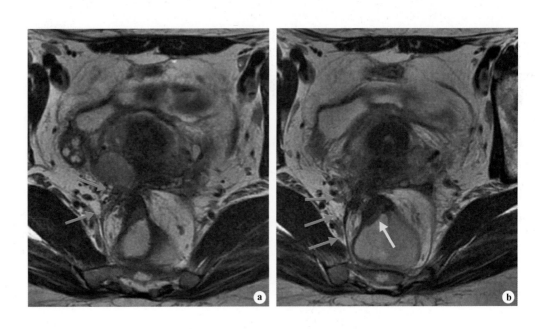

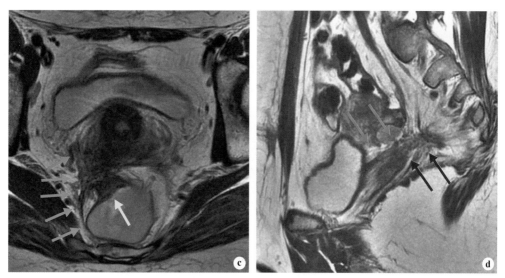

图 4.57　（a ～ d）病灶向两侧侵及宫骶韧带，主要为右侧宫旁组织（绿色箭头），侵犯输尿管（蓝色箭头）并累及腹下神经（d 中红色箭头），需要进行输尿管松解术。注意：病灶侵及右侧宫骶韧带（b，c 中黄色箭头）。（a ～ d）T₂WI；（a ～ c）横断面；（d）矢状面

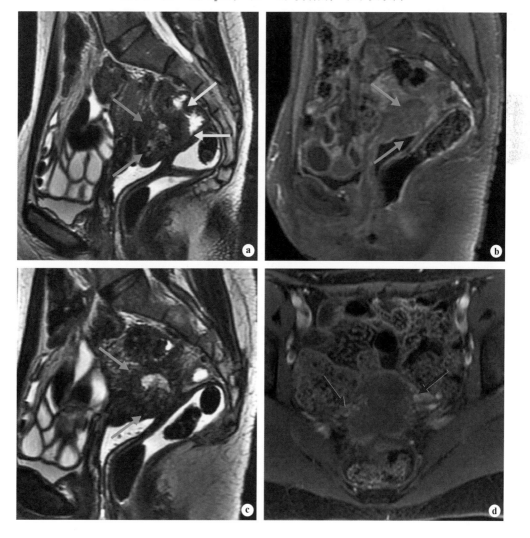

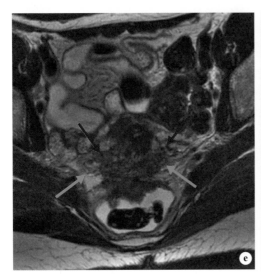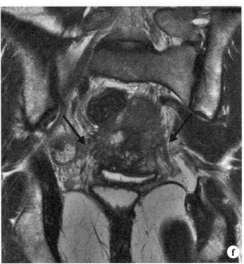

图 4.58　宫颈后区中央的病灶，向外侧侵及宫骶韧带、宫旁组织（绿色箭头），累及子宫动脉（红色箭头），侵入直肠（黄色箭头）和子宫肌层（蓝色箭头）；（b，d）抑脂后增强 $T_1WI$；（a，c，e，f）$T_2WI$；（a～c）矢状面；（d～e）横断面；（f）长轴冠状面

因此，后盆腔 DIE 患者的解剖结构复杂且病灶多发，使手术更富有挑战性。MRI 检查能够提供病灶的基本信息，有助于制订全面的、个体化的治疗方法。

## 4.2.1　宫颈后区

### 4.2.1.1　解剖

宫颈后区是直肠子宫陷凹下方的腹膜外间隙，位于宫骶韧带之间的宫颈部与直肠阴道间隙之间（图 4.59）[9, 29]。关于此区的命名，文献中存在一些争议，如直肠阴道隔和宫颈后区，这可能与直肠子宫陷凹深度的解剖变异有关。在某些患者中，直肠子宫陷凹位于阴道后方较深的位置。

笔者将宫颈后区定义为上至宫骶韧带起始部，下至直肠阴道隔，前至宫颈和阴道穹隆，后至直肠之间的区域（图 4.60）。

### 4.2.1.2　子宫内膜异位症的常见表现

发病部位通常位于盆腔中央，随着病程进展，病灶向周围浸润，侵及邻近组织并形成粘连，最后可能导致冰冻骨盆。

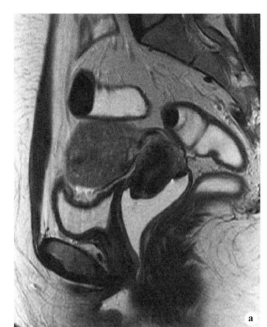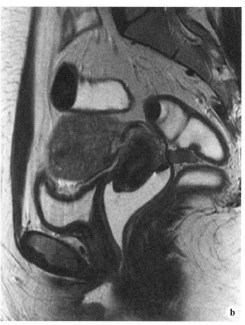

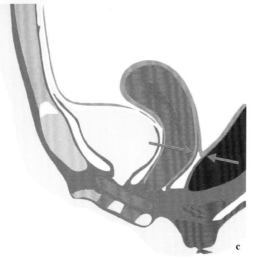

图 4.59　宫颈后区

（a，b）直肠子宫陷凹腹膜反折下方潜在的腹膜外间隙，位于子宫峡部和宫颈后方及腹膜反折与直肠阴道隔之间；参照图 a，
在图 b 中标注紫色阴影区，即图 c 中箭头所指部位；（a，b）矢状面，$T_2WI$

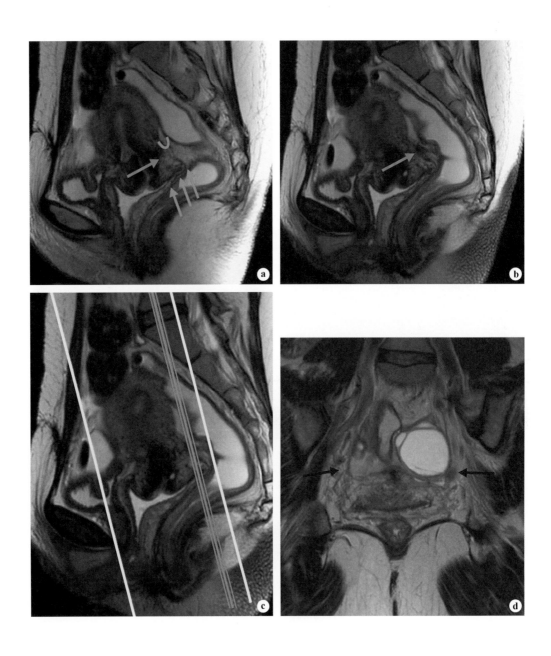

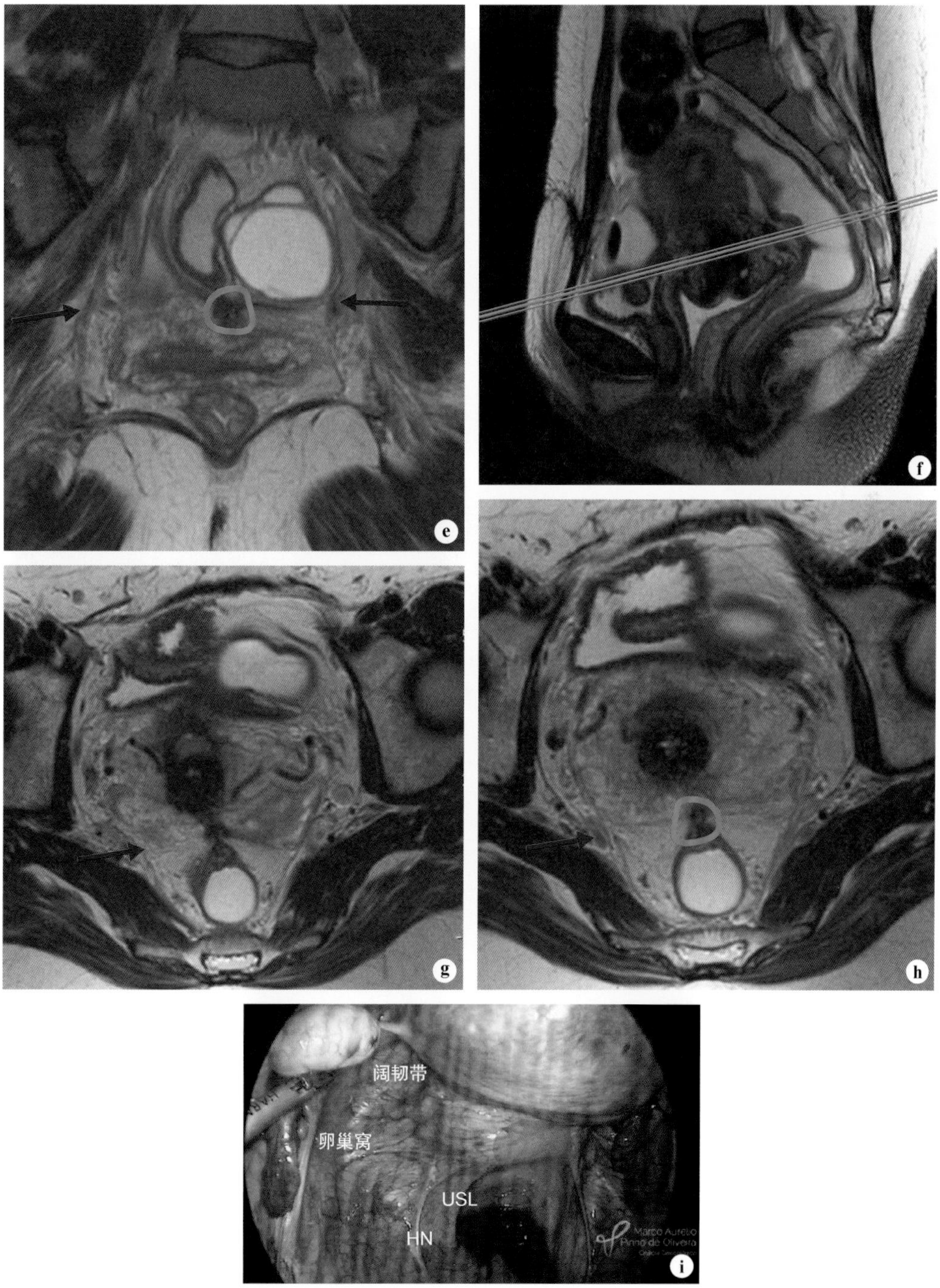

图 4.60　宫颈后区上界为直肠子宫陷凹（a 中绿线所示），下界为直肠阴道隔上部（a 中绿色箭头），
外侧界为宫骶韧带（c～h 中红色箭头），前后界为宫颈、阴道穹隆及直肠；注意宫颈后区低信号小结
节（b 中蓝色箭头和 e, h 中蓝线所示）；（a～h）T₂WI；（a～c, f）矢状面；（d, e）冠状面；
（g, h）横断面；（i）腹腔镜下所见宫颈后区（蓝色椭圆形阴影区）

当宫颈后方病灶较小时，需经过准备充分的高分辨率检查，才能精确地识别异位内膜结节（图 4.61）[30]。

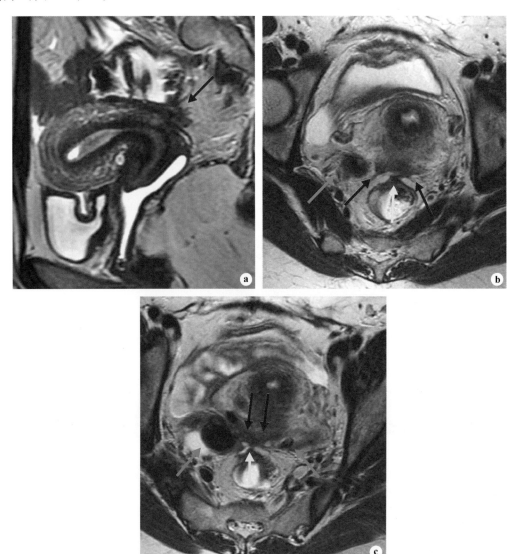

图 4.61　宫颈后区病灶（红色箭头）较小时，T₂WI 表现为结节中心散在的低信号灶，无出血；因此，需要高分辨率检查对异位病灶进行详细鉴别；（a～c）T₂WI；（a）矢状面；（b，c）短轴冠状面；注意卵巢子宫内膜异位囊肿向内、向后偏移（b，c 中绿色箭头），直肠不连续的浅表粘连（黄色箭头）

表 4.6　宫颈后区病灶进展特点

| 向两侧侵及宫骶韧带 |
| --- |
| 向前、向下累及阴道穹隆 |
| 向下侵及直肠阴道间隙 |
| 向上浸润子宫浆膜 |
| 向前浸润子宫后壁肌层 |
| 向后累及直肠壁 |

宫颈后区病灶具有典型的进展特点（表 4.6）：

·向两侧侵及宫骶韧带，累及宫旁组织（侧盆腔），进而影响子宫动脉及输尿管、邻近腹下神经（图 4.62）。

·向前、向下累及阴道穹隆，有时到达或穿透阴道黏膜，封闭阴道穹隆（图 4.63）。

·向下侵及直肠阴道间隙。

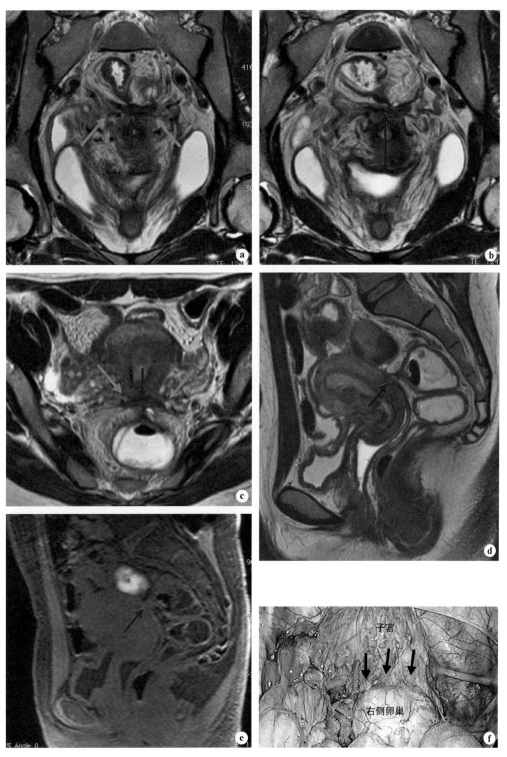

图 4.62 宫颈后区病灶（a～e 中红色箭头），向两侧浸润至宫骶韧带（a～c 中蓝色箭头）；注意右侧卵巢子宫内膜异位囊肿（d，e 中＊），向子宫内后方偏移（矢状位）；（a～d）T₂WI；（e）T₁WI；（a，b）短轴冠状面；（c）横断面；（d，e）矢状面；（f）腹腔镜下可见病灶（黑色箭头），直肠子宫陷凹封闭，附件粘连，腹膜蜕膜反应（绿色箭头）

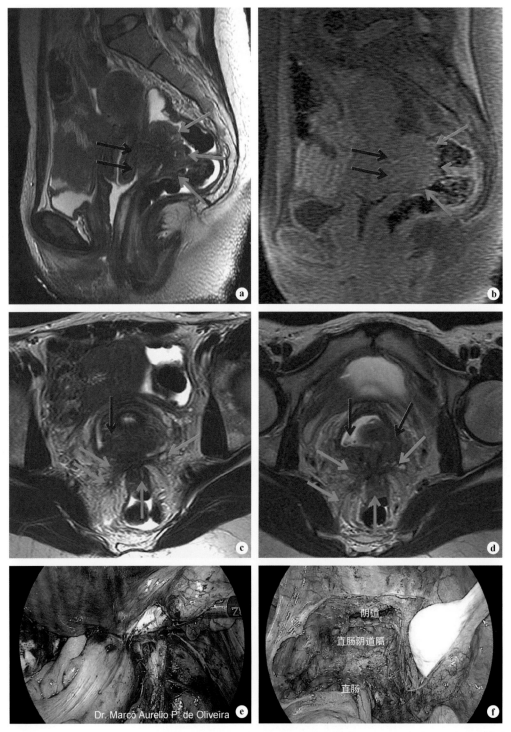

图 4.63　（a，b）病灶向下、向前浸润至阴道后穹隆（a～d 中红色箭头）；进一步将累及直肠，使直肠子宫陷凹封闭并侵入肠壁（a～d 中蓝色箭头），双侧宫骶韧带受累（c，d 中绿色箭头）；病灶以纤维化为主，（a，c）T$_2$WI 呈低信号，（b）T$_1$WI 呈中等信号；（a，b）矢状面；（c，d）横断面；（e）腹腔镜下观；（f）腹腔镜下阴道病灶切除后

·向上浸润子宫浆膜，从宫底到宫颈后区，覆盖于子宫后壁浆膜的斑块样病灶（图 4.64）。

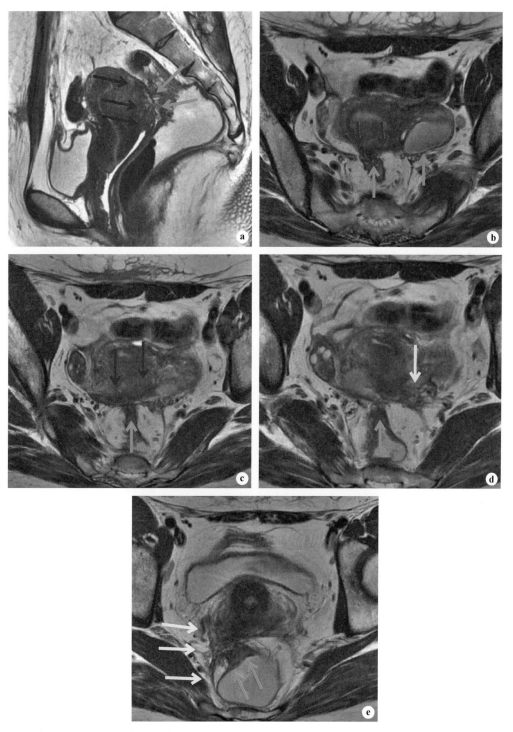

图 4.64　病灶向上浸润，从宫底至宫颈后区覆盖子宫后壁浆膜层（a～c 中红色箭头），如地幔样封闭直肠子宫陷凹（a 中红色箭头），附件（b 中蓝色箭头）、直肠、乙状结肠（a～e 中绿色箭头）和阴道粘连，阴道向上牵拉（a）；双侧宫骶韧带和右侧宫旁组织受累（d，e 中黄色箭头）；（a～e）T2WI；（a）矢状面；（b～e）横断面

· 向前浸润子宫后壁肌层并接近宫腔（图 4.65）。

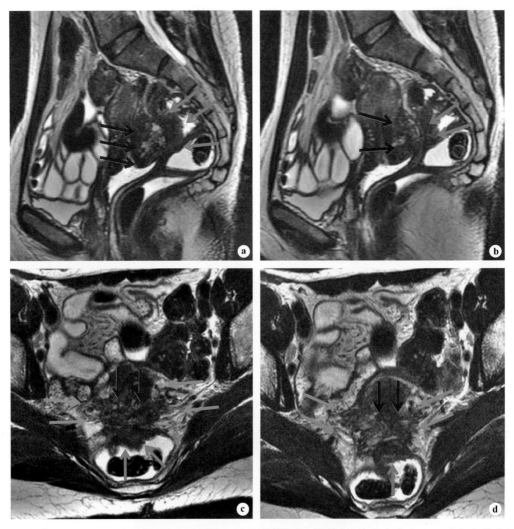

图 4.65　病灶向前浸润子宫峡部和宫颈的肌层，以及阴道穹隆、阴道壁，未达宫腔（a～d 中红色箭头）；病灶累及双侧宫旁组织、宫骶韧带（c，d 中蓝色箭头）和直肠（a～d 中绿色箭头）；（a～d）T2WI；（a，b）矢状面；（c，d）横断面

· 向后累及直肠壁，封闭直肠子宫陷凹并浸润肠壁，通常不累及黏膜（图 4.66）。
此时仅靠体格检查可能不足以评估子宫内膜异位病灶的浸润程度[31]。
宫颈后区病灶呈不对称分布，主要累及周围某个器官。例如，肠道（直肠和乙状结肠）或子宫肌层（从宫底到宫颈）的病灶可能比宫颈后区病灶更加明显（图 4.67）。

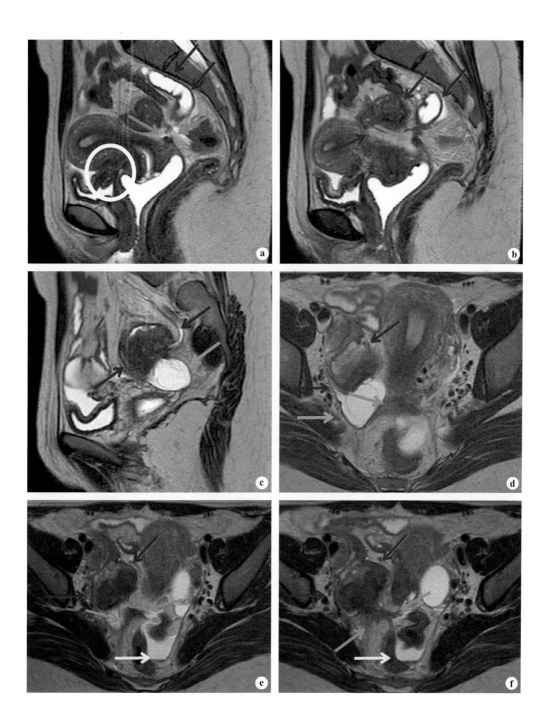

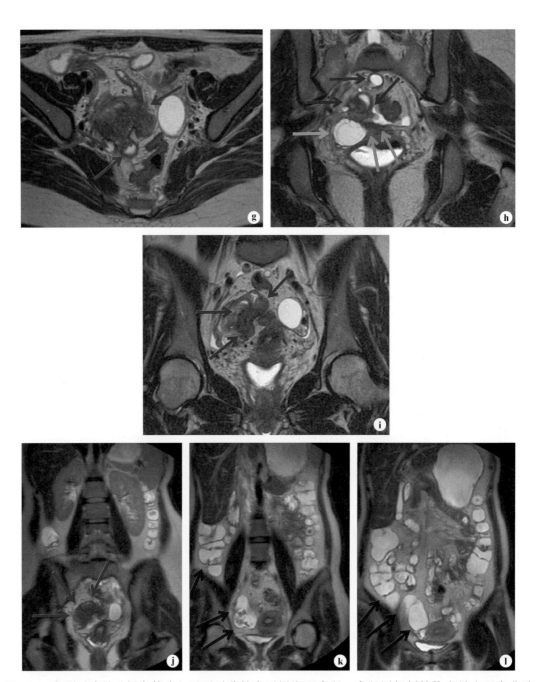

图 4.66　宫颈后病灶（绿色箭头）呈不对称性向后浸润至盲肠，盲肠因解剖结构变异出现在盆腔
（k，l 中紫色箭头），病灶侵入黏膜，造成肠腔缩窄（红色箭头），阑尾扩张（粉红色箭头），宫骶韧
带受累和假性囊肿形成（蓝色箭头）；注意腹膜 EMs 所致直肠子宫陷凹积液（黄色箭头）和前盆腔的深
部异位病灶（a 中白色圆圈）；（a，b）MRI 小肠造影显示病灶从盲肠延伸到盆腔（k，l 中紫色箭头）；
T$_2$WI；（a～c）矢状面；（d～g）横断面；（h～l）冠状面

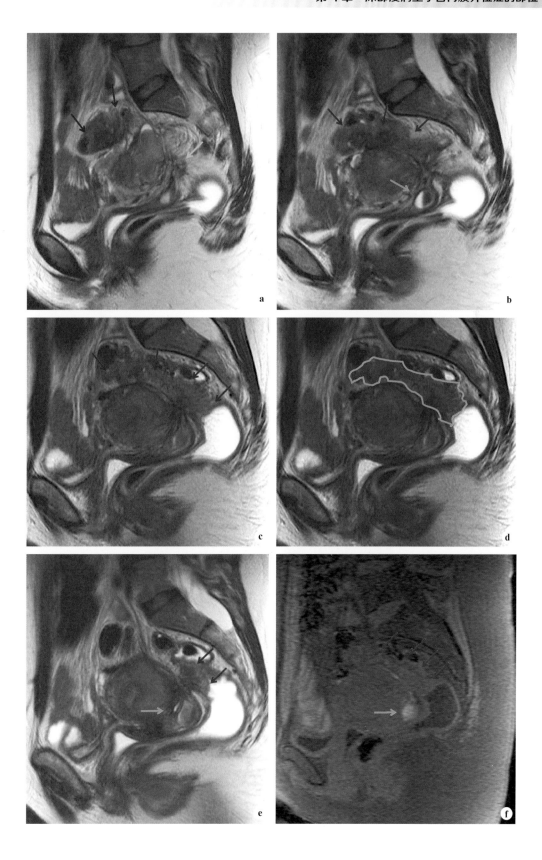

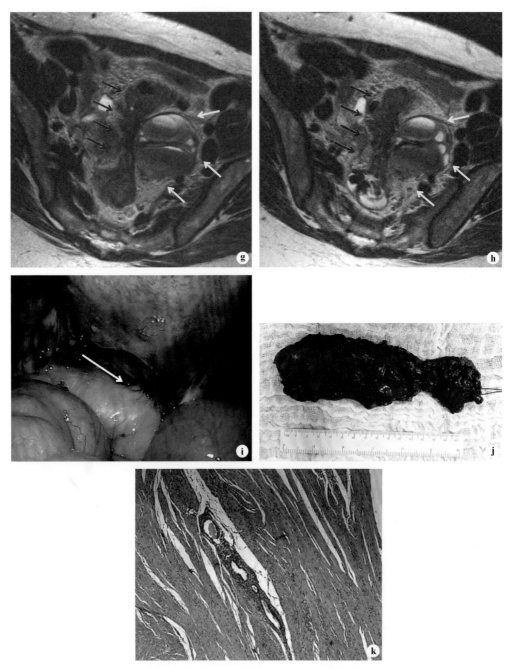

图 4.67　病灶主要累及肠道（直肠和乙状结肠广泛受累，如红色箭头和蓝线区域所示），不对称分布，以宫颈后区为中心长约 15cm 的肠狭窄；左侧卵巢子宫内膜异位囊肿和输卵管积血（黄色箭头），宫骶韧带（a 中绿色箭头）和阴道累及（蓝色箭头）；（a～e，g，h）T₂WI；（f）T₁WI；（a～f）矢状面；（g，h）长轴冠状面；（i）腹腔镜下见子宫后方广泛粘连；（j）部分切除的肠管；（k）显微镜下（40×）示肠壁肌层（平滑肌）中的异位病灶

　　当病变主要位于子宫环时，容易形成不对称的粘连，导致子宫向同侧屈曲，直肠挛缩。同样，当病灶侵入子宫后壁肌层时，加重子宫后屈（图 4.68）[26]。

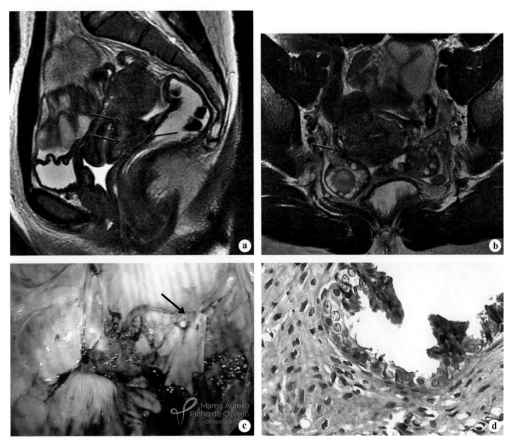

图 4.68　（a）病灶浸润子宫肌层（箭头），使宫体后倾后屈；（b）附件向后、向内偏移；（a，b）T₂WI；（a）矢状面；（b）短轴冠状面；（c）腹腔镜下见宫颈后区病灶，累及子宫后壁肌层；（d）显微镜下示子宫内膜异位腺体及致密的内膜间质

### 4.2.1.3　临床症状

　　根据宫颈后区病灶累及的严重程度，临床症状有不同的表现。患者表现为进行性痛经、非周期性盆腔疼痛、性交痛及肠道功能紊乱（便秘、里急后重、腹泻和直肠出血），经期症状加重[10]。

### 4.2.1.4　MRI 和腹腔镜检查的表现

　　宫颈后区的异位病灶可呈现不同的形态。最常见的形态特点是边界不清的不规则结节（图 4.69）。当异位病灶向上延伸侵入子宫肌层并覆盖子宫后壁时，可表现为斑块样病灶（图 4.70）[26]。

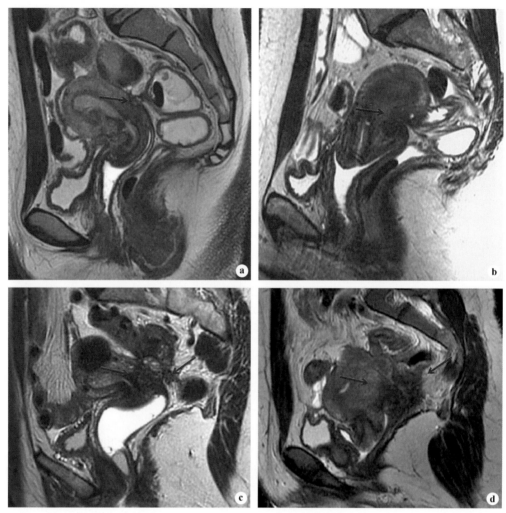

图 4.69　形态各异的病灶（箭头）

（a）小结节；（b）不规则的结节；（c）病灶边界不清；（d）肿块呈浸润生长；（a～d）T<sub>2</sub>WI，矢状面

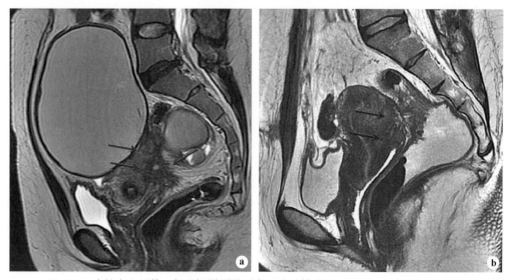

图 4.70　病灶向上延伸，如地幔样覆盖子宫后壁（箭头）；（a，b）T<sub>2</sub>WI，矢状面

　　典型的病灶主要由纤维组织组成，在 $T_2WI$ 中呈低信号改变，在 $T_1WI$ 中呈中等信号改变，增强后信号强化（图 4.71）。

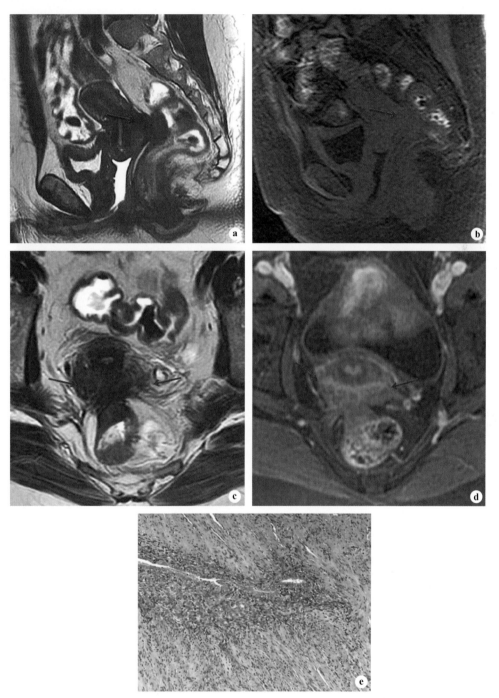

图 4.71　（a，c）病灶主要由纤维组织组成，$T_2WI$ 呈低信号（箭头）；（b）$T_1WI$ 呈中等信号（箭头）；（d）增强扫描（箭头）；（a，b）矢状面；（c，d）横断面；（e）显微镜下（100×）示异位灶中有少量腺体，致密的间质细胞中伴有较多淋巴细胞浸润

　　子宫内膜异位腺体成分在 $T_2WI$ 中表现为高信号灶，$T_1WI$ 中出血灶也呈高信号，但不常见（图 4.72）[30, 31]。

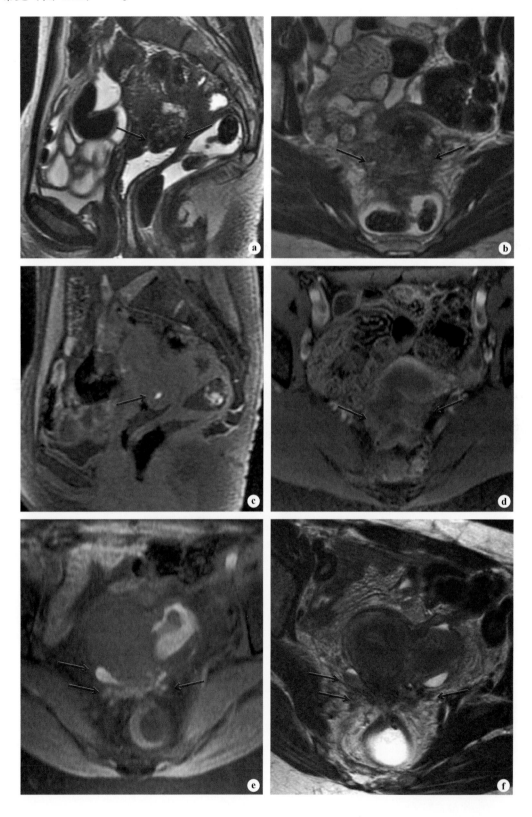

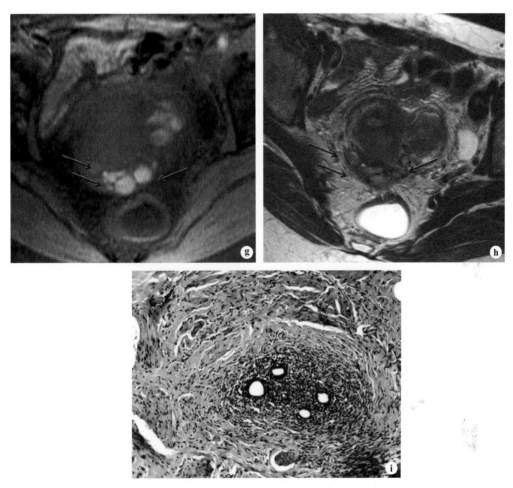

图 4.72　病灶中异位内膜的腺体成分，病例 1（a ～ d）散在分布，病例 2（e ～ h）明显可见；
（a，b，f，h）T₂WI 示多个高信号灶；（c，e，g）T₁WI 示出血灶；（d）增强扫描；（a，c）矢状面；
（b，d，e ～ h）横断面；（i）显微镜下示子宫内膜腺体及间质

　　需要仔细分析短轴冠状面的高分辨率图像，避免低估宫颈后区的病变程度（图 4.73）。
此外，在矢状面中微小病灶难以发现，而冠状斜面（短轴）是观察微小病灶的最佳平面
（图 4.61）。

　　若患者子宫后屈，会增加辨识宫颈后区异位内膜病灶的难度。宫骶韧带和阴道穹隆常
被误认为异常，可能遗漏微小病灶。此时应与临床医师沟通，结合临床病史进行诊断。对
于这些病例，在矢状面的对比增强检查中，识别出血灶和评估阴道后穹隆尤为重要。根据
我们的经验，正常阴道壁的增强扫描为均匀信号（图 4.74）。

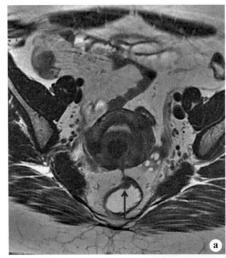
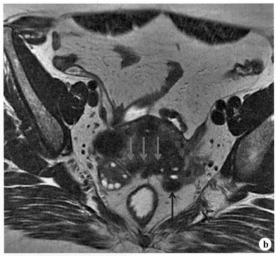
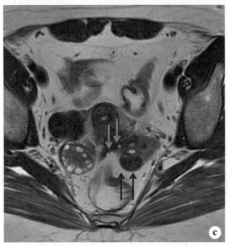

图 4.73　病灶向宫骶韧带浸润，附件向后粘连偏移，左侧病灶较大（蓝色箭头）；左侧卵巢子宫内膜异位囊肿（b，c 中红色箭头），直肠上段浅表受累（a 中红色箭头）；（a ~ c）T₂WI，横断面

　　在腹腔镜下容易观察到宫颈后区病灶。但在诊治初期或伴有解剖变异，尤其是盆腔广泛粘连，出现冰冻骨盆时，病情的严重程度容易被低估（图 4.75）[26]。

### 4.2.1.5　治疗建议

　　手术治疗包括切除宫颈后区病灶和邻近累及的组织。但是，子宫肌层受累的患者，需要考虑其生育需求，此时应保留宫颈的内膜（图 4.76）[9]。

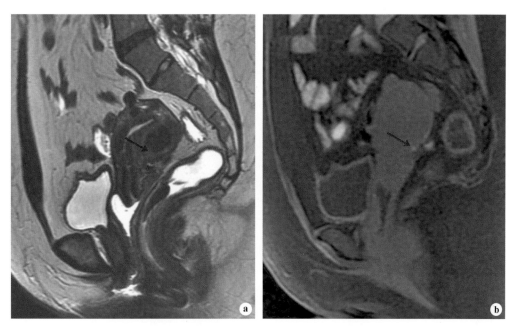

图 4.74　子宫后倾后屈，宫颈后区病灶难以辨识；（a）T₂WI，病灶散在模糊（箭头）；（b）抑脂
　　　　 T₁WI，有出血灶（箭头）；（a，b）矢状面

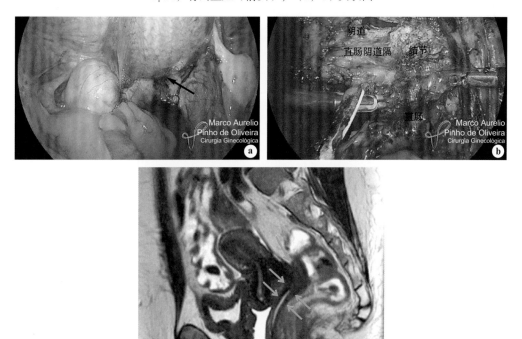

图 4.75　（a）宫颈后区病灶向下浸润至直肠阴道隔；（b）切除侵入直肠阴道隔和阴道的病灶；（c）矢状
　　　　 面，较好地识别宫颈后区向下浸润的病灶（箭头）

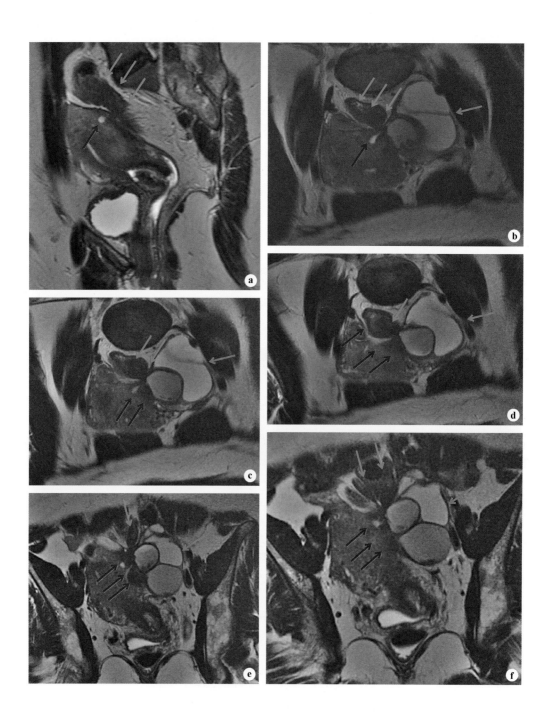

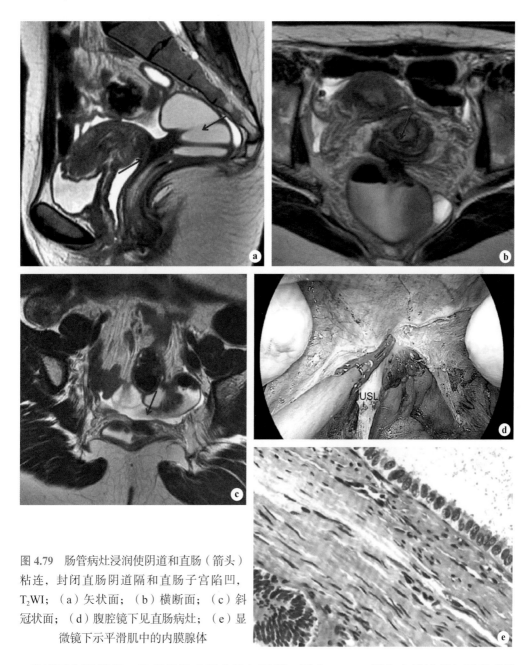

图 4.79　肠管病灶浸润使阴道和直肠（箭头）粘连，封闭直肠阴道隔和直肠子宫陷凹，T₂WI；（a）矢状面；（b）横断面；（c）斜冠状面；（d）腹腔镜下见直肠病灶；（e）显微镜下示平滑肌中的内膜腺体

　　病灶可向阴道旁、宫旁组织（侧盆腔）浸润。因此，MRI 报告应描述其与子宫动脉、输尿管和下腹下丛的位置关系（图 4.80），且肛提肌受累较为常见，在报告中应予以描述（图 4.81）。

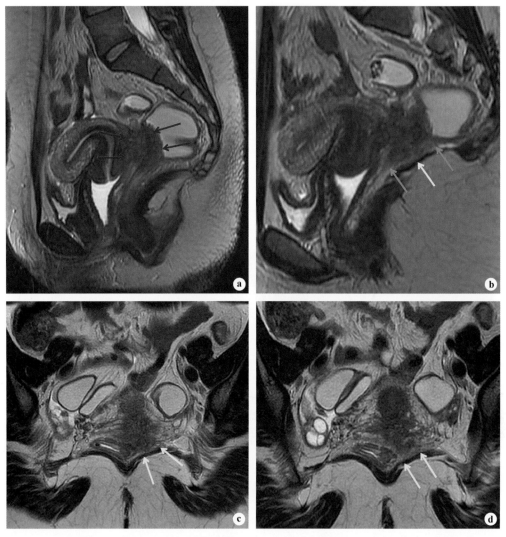

图 4.80 （a）直肠受累，直肠阴道隔病灶（红色箭头）延伸至左侧盆腔；腹下神经下端受累（b ～ d 中绿色箭头）；对比右侧，左侧未被累及（d 中蓝色箭头）；病变侵犯髂尾肌（b ～ d 中黄色箭头）；（a ～ d）$T_2WI$；（a，b）矢状面；（c，d）短轴冠状面

　　病灶的信号强度通常反映纤维组织的含量，纤维组织较多时 $T_2WI$ 呈低信号，$T_1WI$ 呈中等信号（图 4.82）。

　　有些病灶含有丰富的腺体成分。在这种情况下，异位病灶在抑脂 $T_1WI$ 中呈高信号（反映血液成分含量）；而在 $T_2WI$ 中信号多变，以高信号为主（图 4.83）[30, 31]。

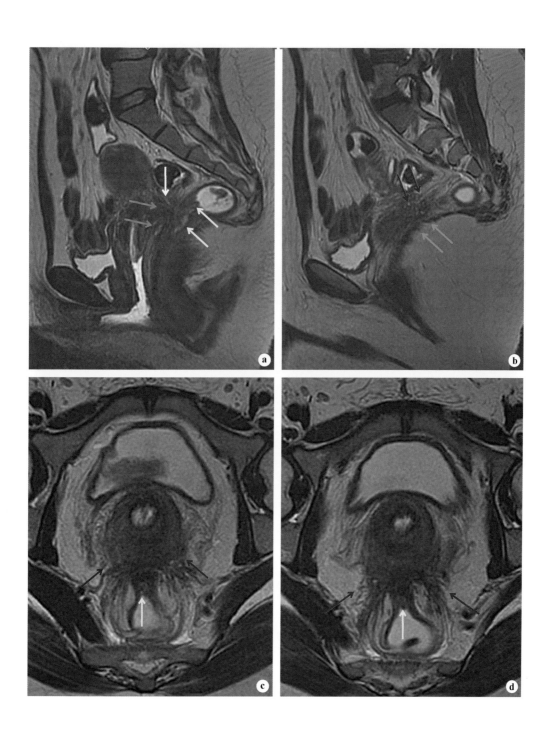

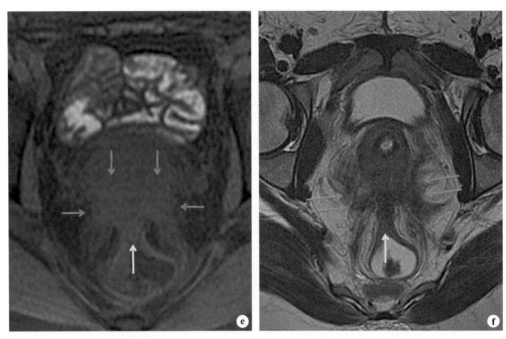

图 4.81 累及肛提肌（双侧髂尾肌）（b，f 中绿色箭头）的直肠阴道隔病灶（蓝色箭头）；广泛浸润性病灶沿肌肉分布，以纤维化为主，矢状面（a，b 箭头）和横断面（c～f）较易分辨，$T_2WI$；（e）抑脂 $T_1WI$ 未见出血灶；直肠子宫陷凹封闭（a 中白色箭头），直肠（a，c～f 中黄色箭头）和阴道累及（a，c，e），侵及阴道旁组织、腹下神经（红色箭头）

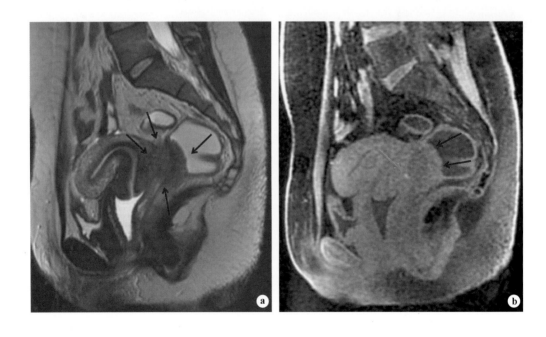

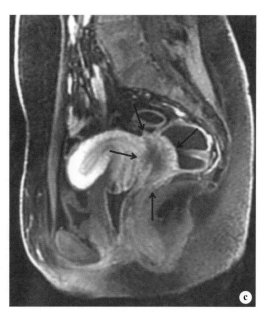

图 4.82　直肠阴道隔和宫颈后区的病灶（红色箭头），以纤维组织为主
（a）T₂WI 呈低信号（箭头）；（b）T₁WI 呈中等信号，见出血灶（蓝色箭头）；（c）增强扫描，病灶更加明显（箭头）；
（a～c）矢状面

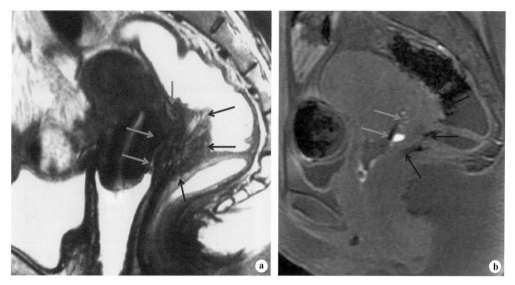

图 4.83　广泛的直肠阴道隔病灶，阴道受累，封闭阴道穹隆（绿色箭头）和直肠子宫陷凹（蓝色箭头），
累及直肠（红色箭头）；异位病灶在 T₂WI（a）和抑脂 T₁WI（b）中呈高信号，反映血液成分含量（b 中箭
头）；（a，b）矢状面

　　在腹腔镜检查时，由于大多数腹膜下和深部病灶隐藏在腹膜外间隙，手术野所见通常为
"冰山一角"。因此，触诊往往比视诊更为准确，MRI 则可对手术方案提供参考（图 4.84）[36]。

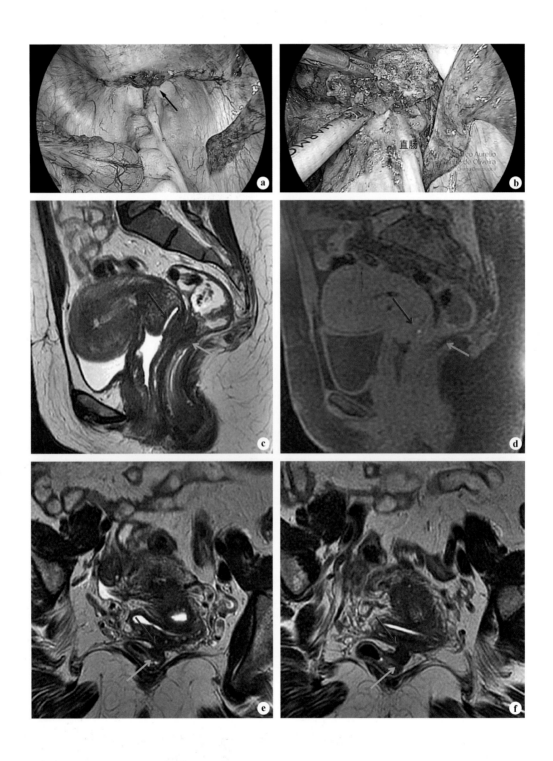

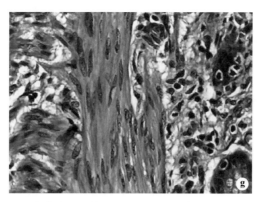

图 4.84　腹腔镜下示病灶较小（a 中箭头），实际大部分病灶深藏于直肠阴道隔（c～f），浸润直肠（蓝色箭头）和阴道（红色箭头）；（a）手术开始时腹腔镜下视野；（b）腹腔镜下切除病灶；（c，e，f）$T_2WI$ 呈低信号，以纤维组织为主要成分；（d）$T_1WI$ 中出血灶（箭头）呈中等信号；（g）显微镜下（400×）示直肠异位内膜伴间质呈蜕膜样变，右侧见直肠黏膜隐窝

### 4.2.2.5　治疗建议

可采用手术方式治疗直肠阴道间隙的子宫内膜异位症，手术方式取决于直肠阴道的受累情况及直肠子宫陷凹的封闭程度[39, 40]。

先行输尿管、神经粘连松解术，然后切除宫骶韧带和阴道后方病灶，必要时行结肠、直肠切除术（图 4.85）。直肠中下段病灶会增加手术的复杂性，可能需要胃肠外科医生协助完成。即使是经验丰富的医生，也可能造成直肠阴道瘘，有时需要进行保护性回肠造口术。MRI 检查有助于评估患者的手术风险和发生并发症的可能性（图 4.86）[9, 39]。

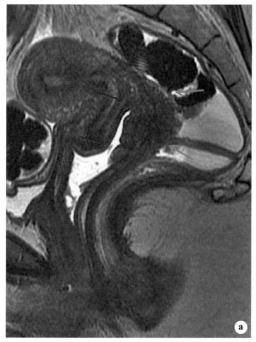
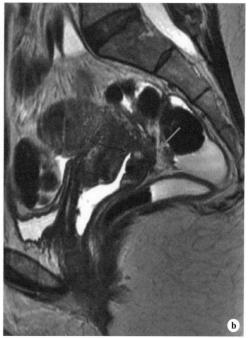

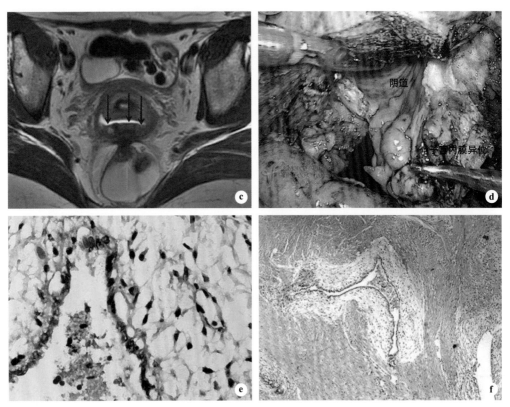

图 4.85　广泛的直肠阴道隔病灶，封闭直肠子宫陷凹（红色箭头），累及阴道及直肠（下段蓝色箭头），T₂WI；（a，b）矢状面；（c）横断面；（d）腹腔镜下分离输尿管、神经粘连后，切除阴道后壁病灶；（e，f）显微镜下示阴道子宫内膜异位结节；（e）显微镜下（400×）示间质黏液样变性（可能为医源性因素所致）和腺腔内含铁血黄素沉积；（f）显微镜下（40×）观

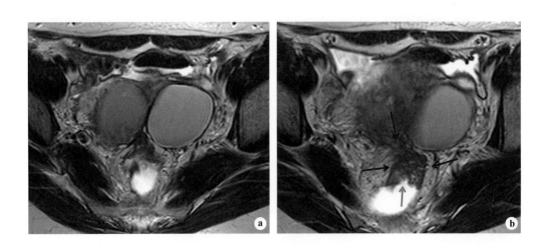

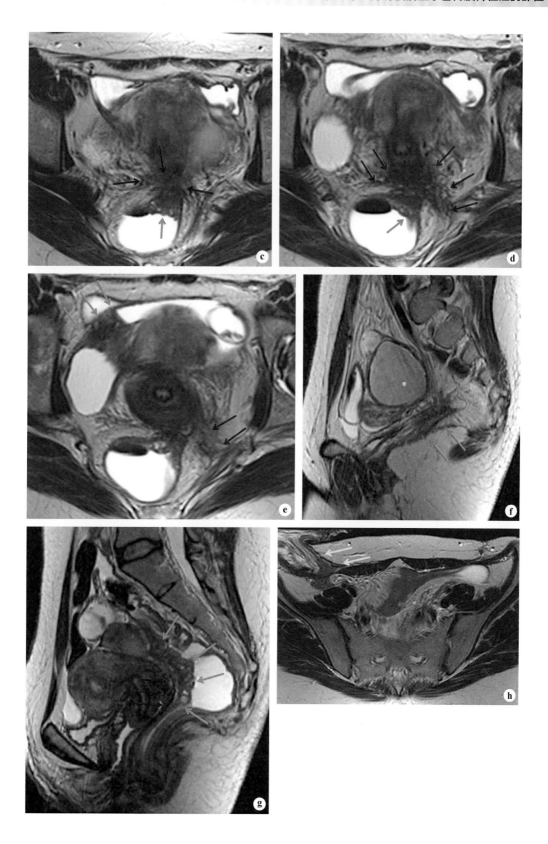

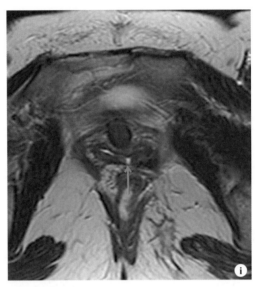

图 4.86　（a～g）广泛的宫颈后区和直肠阴道隔病灶（红色箭头），累及左侧宫骶韧带、宫旁组织、盆底（蓝色箭头）及乙状结肠远端和直肠（绿色箭头）；（e）膀胱右侧异位病灶（绿色箭头和\*），双侧卵巢子宫内膜异位囊肿；（h）在右侧髂窝行保护性回肠造口术；（i）直肠阴道瘘（绿色箭头）；（a～i）T$_2$WI；（a～e）长轴冠状面；（f，g）矢状面；（h，i）横断面

## 4.2.3　宫骶韧带

### 4.2.3.1　解剖

宫骶韧带是盆腔筋膜的组成部分，是盆底的腹膜外结构，其构成宫颈环，与主韧带结合支撑宫颈和阴道。宫骶韧带连接宫颈和阴道至骶骨（通常位于第 4 尾椎水平），并与骶前筋膜融合，形成直肠子宫陷凹的外侧界（图 4.87）[32]。

从组织学上讲，宫骶韧带是一对致密的组织结构，由胶原、脂肪、纤维组织和少量的平滑肌纤维组成，其间有宫颈和阴道上段的动脉、静脉和神经[41]。

MRI 图像中通常宫骶韧带边界清晰，T$_2$WI 呈稍低信号，T$_1$WI 呈中等信号，无出血影像学表现（图 4.88）。

宫骶韧带长 12～14cm，其厚度从宫颈段到骶段厚薄不均，越靠近骶骨越薄。一般认为，MRI 中正常宫骶韧带最厚处为 4mm（图 4.87）[41]。

MRI 中识别宫骶韧带，除了借助 T$_2$WI 的高分辨率，最重要的是对解剖结构的掌握。其走行复杂，为便于学习，我们将其分为三部分。

（1）宫颈段：宫颈环平面，又称为子宫环，包含宫颈和阴道穹隆，韧带主要从宫颈后方向两侧延伸，部分纤维组织向前与主韧带融合（图 4.89）。其向前与宫旁组织相接，向后与直肠系膜和直肠子宫陷凹相交，其内包含腹下神经分支（图 4.89）。宫颈段的走行与宫颈和阴道外侧水平相当。此段是宫骶韧带最厚的部分，尸解测量发现，保持张力时其厚度为 5～20mm，宽度为 20～30mm（图 4.89）[41]。

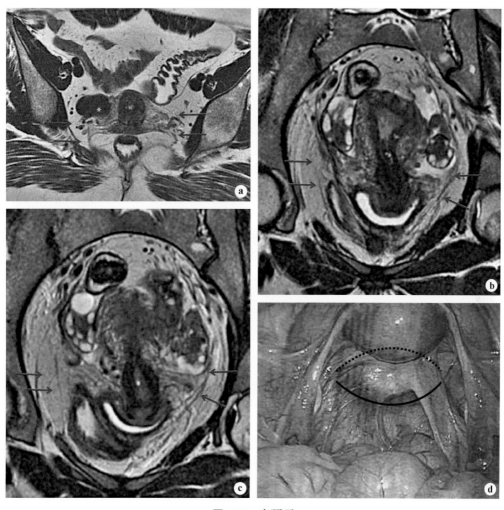

图 4.87　宫颈环

宫骶韧带和主韧带起源于宫颈和阴道上段（a～c 中箭头）；韧带连接宫颈和阴道至骶骨，形成直肠子宫陷凹的外侧界（d）；（a，c）T2WI；（a）短轴冠状面，（*）右侧宫骶韧带平滑肌瘤；（b，c）长轴冠状面；（d）腹腔镜下观宫颈环区域（椭圆形标识）

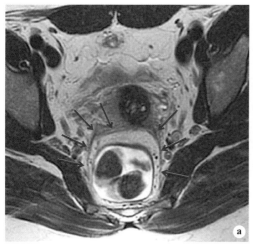 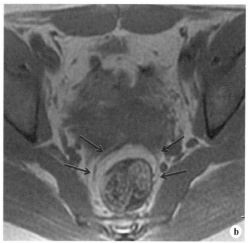

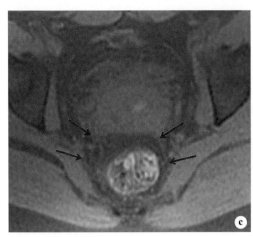
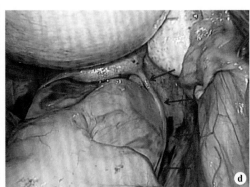

图 4.88 （a）正常的宫骶韧带（箭头）边界清晰，T₂WI 呈稍低信号；（b）T₁WI 呈中等信号；（c）抑脂 T₁WI，无出血灶；（a～c）横断面；（d）腹腔镜下见正常的右侧宫骶韧带

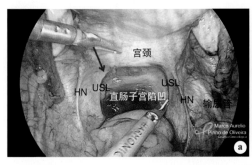
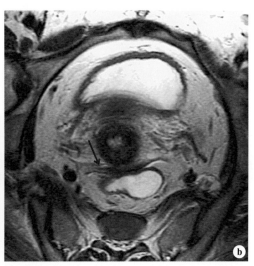

图 4.89 宫骶韧带宫颈段

宫颈段走行于宫颈和阴道的外侧水平，是韧带最厚的部分，正常厚度可达 4mm（箭头）；（a）腹腔镜下观；（b）T₂WI，短轴冠状面；USL. 宫骶韧带；HN. 腹下神经

（2）中间段：处于直肠子宫陷凹外侧平面，其倾斜地向侧后方走行，与直肠系膜相接，靠近梨状肌、坐骨神经和骶神经丛，长约 5cm（图 4.90）。

（3）骶段：处于骶骨附着平面，其倾斜地向上、向后走行，附着于骶前筋膜，并与骶神经根紧密相关（图 4.91）。

盆腔筋膜的附着处分为两部分：①垂直骶尾关节（S₃）；②横穿骶孔和骶髂关节，并附着于覆盖梨状肌和肛提肌的筋膜。此段是宫骶韧带最薄的部分（＜ 0.5mm）[41]。

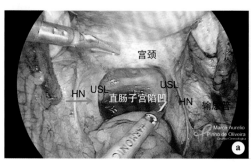
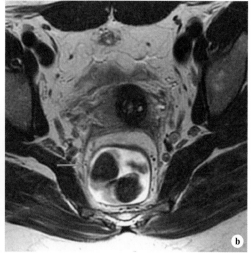

**图 4.90 宫骶韧带中间段（箭头）**

直肠子宫陷凹侧视图，宫骶韧带倾斜地向侧后方走行，与直肠系膜相接，靠近梨状肌和骶神经丛；（a）腹腔镜下观；（b）T$_2$WI，横断面

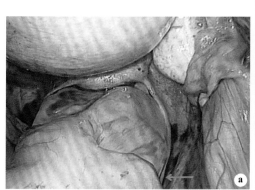
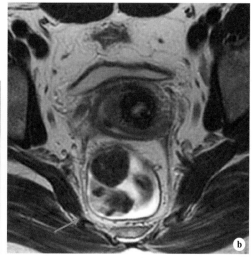

**图 4.91 宫骶韧带骶段**

骶骨附着平面，呈倾斜、向后上方走行，附着于骶前筋膜，与骶神经根（箭头）紧密相关；（a）腹腔镜下观；（b）T$_2$WI，横断面

### 4.2.3.2 子宫内膜异位症的常见表现

宫骶韧带是 DIE 最常见的好发部位。Bazot 研究发现，80% 的患者出现宫骶韧带异位病灶 [42, 43]。

Chapron 认为，双侧宫骶韧带受累常常呈不对称分布，以左侧为主，这可以通过腹腔液流动的理论来解释。然而，有学者持不同的意见，他们观察到双侧韧带对称性受累，伴直肠子宫陷凹、宫颈后区或直肠阴道隔病灶 [5, 34]。

### 4.2.3.3　临床表现

大多数病灶会使患者出现症状，患者通常表现为进行性深部性交痛，这是宫骶韧带受累的典型表现[26]。

当病灶浸润宫骶韧带骶段时，患者可诉腰痛，疼痛放射至腹股沟区、大腿或小腿，这是由神经纤维同时受累所致。

妇科检查时可扪及种植病灶，宫骶韧带增厚，有触痛。

### 4.2.3.4　MRI 和腹腔镜检查的表现

掌握此区的解剖结构和子宫内膜异位症的侵袭途径，是放射科医生面临的挑战之一。解剖结构的理解与高分辨率 $T_2WI$ 相结合，对于区分正常韧带与异位病灶至关重要。

为了加强 MRI 对病灶的区分和鉴别，我们建议在横断面以 25° 角（前下方向）采集图像，以顺应韧带走行，并行子宫的冠状斜位成像（短轴和长轴），$T_2WI$ 具有较高的空间分辨率，且深度较小（3 ～ 4mm）[44]。

对病灶的检测和识别应在所有 MRI 平面进行，检测顺序最好依次是短轴冠状面、斜断面、矢状面。由于其复杂的走行，当两个平面同时提示韧带改变时，我们将此异常诊断为"可疑病变"（图 4.92）。

检查前准备不充分、靠近肠祥（特别是乙状结肠）是影响病灶判断的另一个因素。多个切片平面有助于增加 MRI 检查的诊断准确性。Bazot 报道，由于其与乙状结肠的毗邻关系，左侧宫骶韧带病灶的识别较困难[8]。

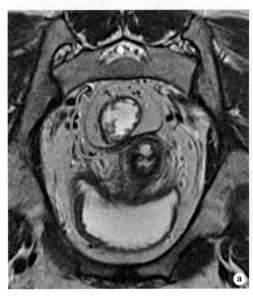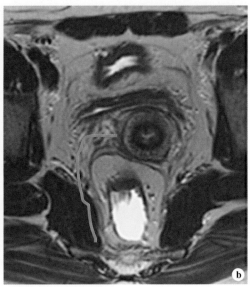

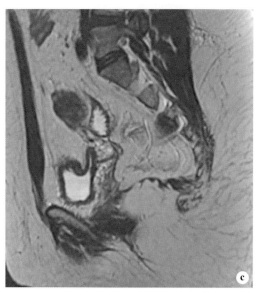

图 4.92　由于与多个组织毗邻，且斜向走行，识别宫骶韧带应在短轴冠状面（a）、斜断面（b）和
矢状面（c）（与走行平行），T$_2$WI

　　除此之外，子宫屈曲、多发性卵巢子宫内膜异位囊肿、盆腔炎症也使宫骶韧带病灶难
以发现（图 4.93）[45]。

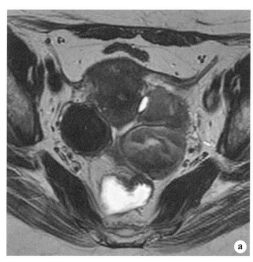
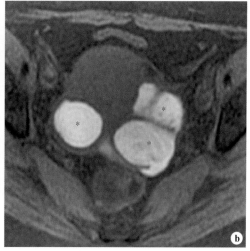

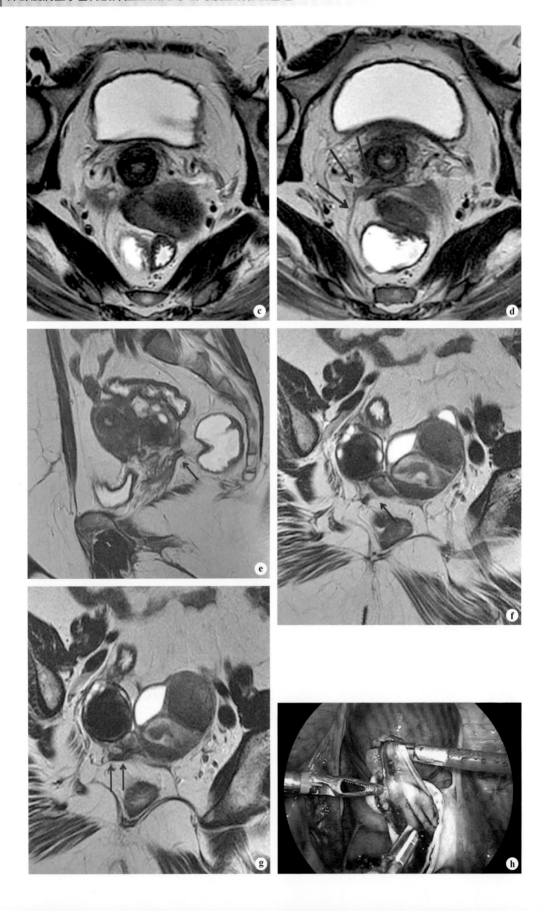

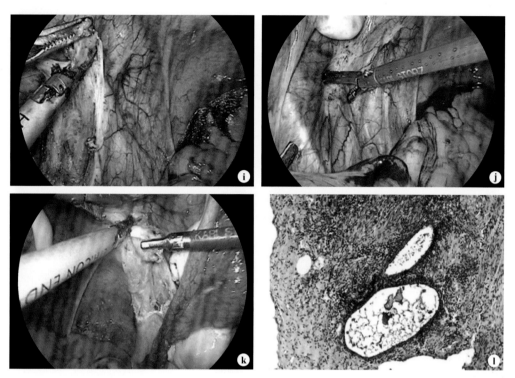

图 4.93　（a，b）双侧卵巢子宫内膜异位囊肿（*），难以识别右侧宫骶韧带的病灶（箭头）；尝试在所有平面上识别宫骶韧带的病灶（d～g 中箭头）；（a，c～g）T$_2$WI；（b）T$_1$WI；（a～d）斜断面；（e）矢状面；（f，g）短轴冠状面；（h～k）腹腔镜手术；（h）卵巢子宫内膜异位囊肿剥除；（i）切除宫骶韧带病灶；（j，k）切除卵巢窝病灶；（l）显微镜下（100×）示子宫内膜异位囊肿和囊周间质的弥漫淋巴细胞浸润

　　MRI 判断宫骶韧带子宫内膜异位症病变的标准如表 4.7 所示。

　　**1. 增厚**　当韧带厚度≥ 5mm 为增厚。通常伴有轮廓不规则和韧带挛缩（图 4.94）。韧带挛缩将改变其正常位置，走行靠上，与附件、直肠和乙状结肠粘连，无法观察其全长（图 4.95）。宫颈段是最常见的好发部位，病灶也可延伸至骶段。当双侧均有病灶时，我们将这种影像学改变称为"胡子征"（图 4.96）。

　　**2. 信号改变**　韧带纤维化时在 T$_2$WI 上表现为极低信号，而韧带中的腺体组织 T$_2$WI 则表现为高信号。当有出血时，T$_1$WI 呈高信号（图 4.97）。

表 4.7　判断宫骶韧带病变的标准

| 韧带增厚≥ 5mm |
| --- |
| 信号改变 |
| 结节和肿块 |

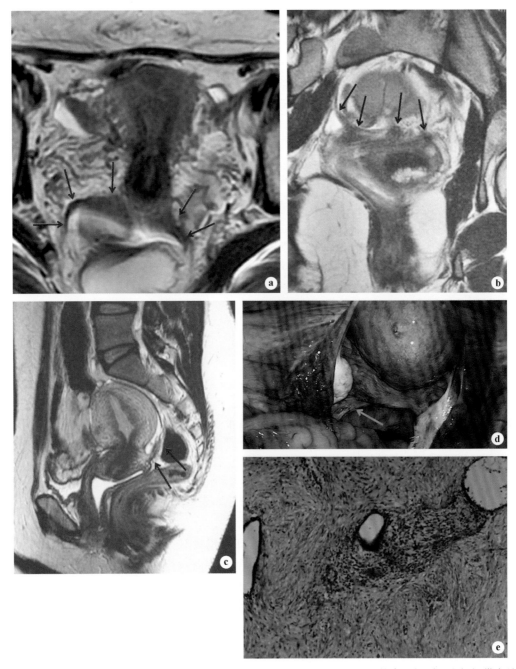

图 4.94　两侧宫骶韧带（箭头）的宫颈段和中间段增厚（厚度＞5mm），轮廓不规则，右侧韧带挛缩（b，c）；（a～c）T$_2$WI；（a）长轴冠状面；（b）冠状面；（c）矢状面；（d）腹腔镜下所见；（e）显微镜下（100×）见子宫内膜异位病灶，腺体呈囊状扩张，间质有较多淋巴细胞及浆细胞浸润

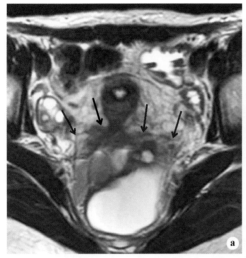

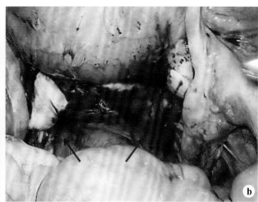

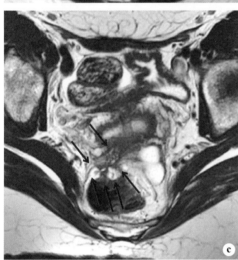

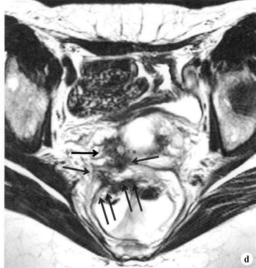

图 4.95　病例 1（a，b）：宫骶韧带增厚和收缩，左侧与附件和直肠（红色箭头）粘连；宫旁组织累及（黑色箭头）。病例 2（c～e）：右侧宫骶韧带增厚，轮廓不规则和挛缩，直肠系膜受累，与直肠粘连；乙状结肠病灶（绿色箭头）。（a，c～e）T₂WI；（a，c，d）横断面；（e）矢状面；（b）腹腔镜下示双侧宫骶韧带病灶（箭头），与附件粘连

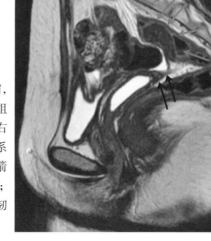

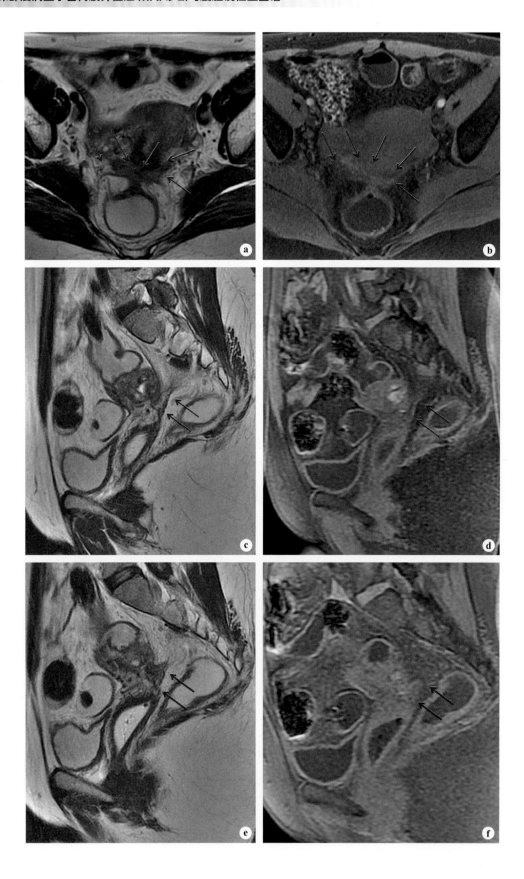

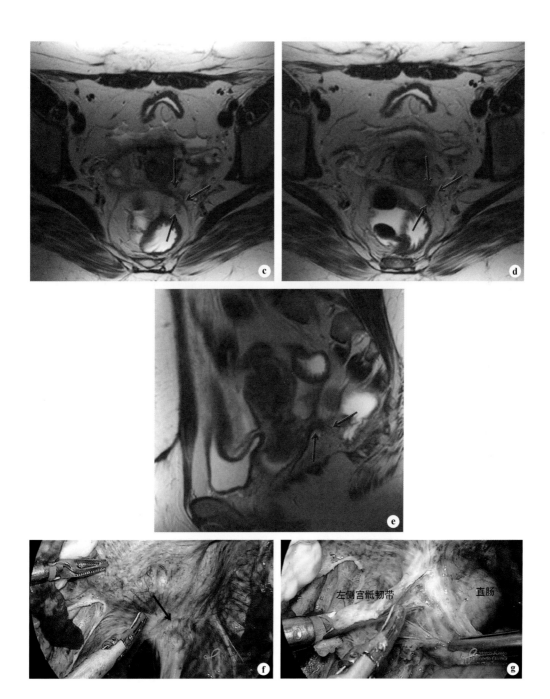

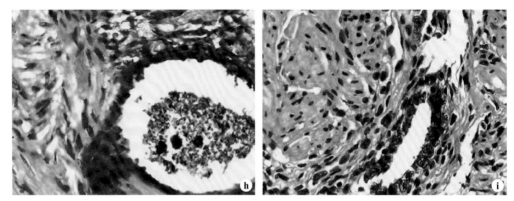

图 4.98　病例 1（a，b）：异位病灶结节向左侧宫骶韧带突出（红色箭头），侵及直肠系膜、直肠（侧壁）、阴道和盆底，界线不清，浸润生长；病例 2（c～g）：直肠系膜增厚、浸润；（a～e）T$_2$WI；（a，c，d）横断面；（b，e）矢状面；（f，g）腹腔镜下见直肠和宫骶韧带；（h，i）显微镜所见；（h）子宫内膜异位病灶，腺腔中可见含铁血黄素沉积及组织细胞（100×）；（i）异位的内膜腺体（400×）

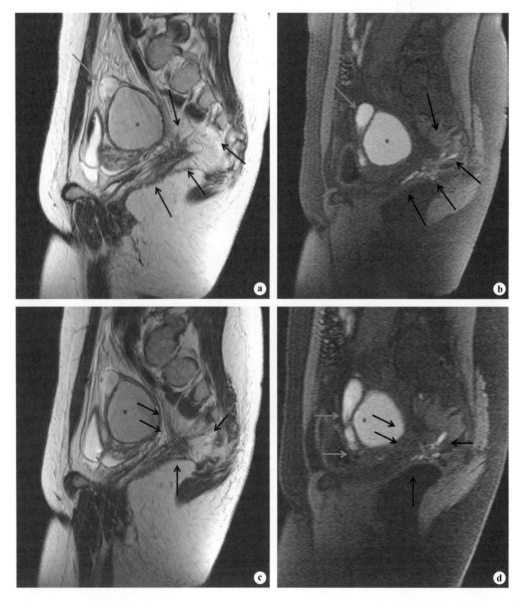

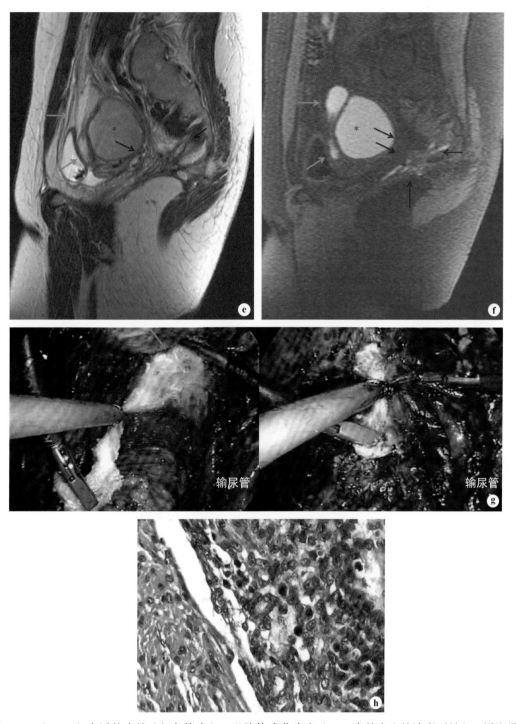

图 4.99　（a～f）广泛的病灶（红色箭头），以腺体成分为主（d，f 中的出血灶清晰可见），浸润髂尾肌，累及腹下神经；（*）卵巢子宫内膜异位囊肿，邻近输尿管，输卵管积血并粘连（绿色箭头）；（a，c，e）$T_2WI$；（b，d，f）抑脂 $T_1WI$；（a～f）矢状面；（g）腹腔镜下切除病变组织；（h）显微镜下（400×）见子宫内膜异位病灶和间质呈蜕膜样反应

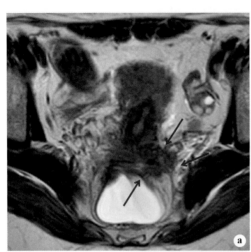
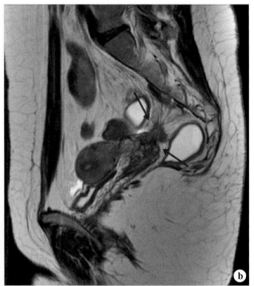
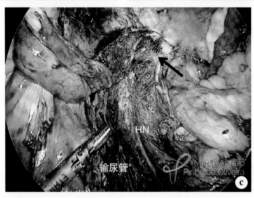

图 4.100　（a，b）左侧宫骶韧带病变广泛，直肠浅表受累，T<sub>2</sub>WI；（a）横断面；（b）矢状面；
（c）腹腔镜下见切除的左侧宫骶韧带（箭头），保留腹下神经

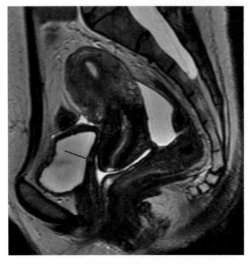

图 4.101　阴道上段或阴道穹顶环绕着宫颈（红
色箭头），称为阴道穹隆

## 4.2.4　阴道（阴道后穹隆）

### 4.2.4.1　解剖

　　阴道上段或阴道穹顶环绕宫颈，故称为阴道
穹隆。阴道后穹隆比前穹隆要长（图 4.101）。

　　子宫和主韧带环绕阴道穹隆形成阴道环。
阴道壁由黏膜、具有纵向平滑纤维的肌肉层和
致密结缔组织的外膜组成，与相邻结构连接。
可以在 MRI 中识别这些层次，尤其是在使用
阴道凝胶时[43, 46]（图 4.102）。

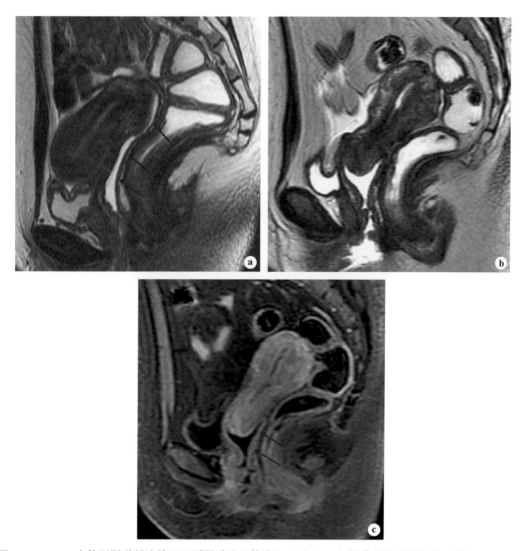

图 4.102　MRI 中使用阴道凝胶易于识别阴道壁（箭头）；（a～c）阴道壁的边界清晰，厚度＜3mm；
（a，b）T₂WI 主要呈低信号；（c）增强扫描；（a～c）矢状面

　　阴道凝胶除了有助于辨认阴道壁层次，还能勾勒出阴道穹隆和宫颈，从而更好地分析宫颈后区、直肠阴道隔、阴道后穹隆和宫骶韧带[43]（图 4.103）。

　　MRI 图像中阴道界线清楚，在 T₂WI 上呈明显的低信号，在 T₁WI 上呈中等信号，可强化，厚度 ≤ 3mm[43]（图 4.102）。

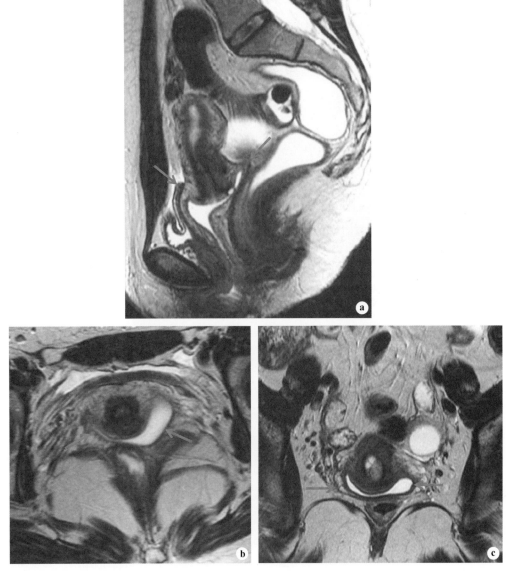

图 4.103　使用阴道凝胶的重要性在于它能凸显直肠子宫陷凹和宫颈（a～c 箭头），$T_2WI$；（a）矢状面；（b）斜横断面；（c）短轴冠状面

### 4.2.4.2　子宫内膜异位症的常见表现

阴道 DIE 并不常见，通常为盆腔其他部位病灶浸润阴道，尤其是宫颈后区。

Vimerceti 在 90 例患者中发现了 4 例阴道病变，所有病灶主要累及直肠子宫陷凹（图 4.104）。但是，也有单发的阴道病灶[26, 45]（图 4.105）。

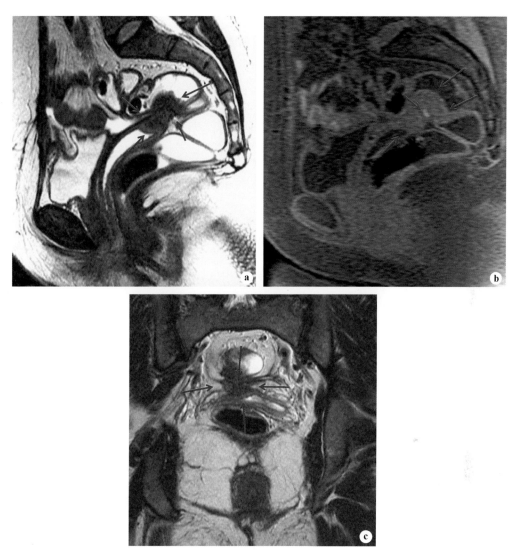

图 4.104　阴道和直肠阴道隔病灶，导致封闭和直肠受累（箭头）；病灶以纤维化为主 [（a，c）T_2WI 呈低信号，（b）中心有散在的出血灶 ]；经过 3 次手术及激素治疗，阴道仍见出血灶；（a，c）T_2WI；（b）T_1WI；（a，b）矢状面；（c）短轴冠状面

### 4.2.4.3　临床症状

　　阴道子宫内膜异位症可能是检查时偶然发现的，通常无症状。但是有的患者常常出现痛经和性交痛[26]。妇科检查时可见到紫蓝色质硬的痛性结节，触诊或扩阴器检查的特异度较高（87% ～ 100%）[9]。

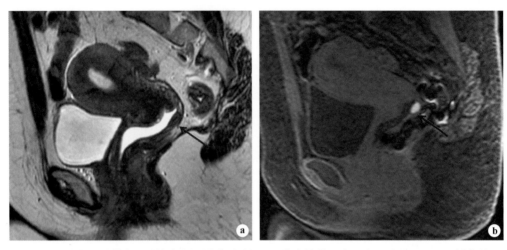

图 4.105　单发的阴道病灶（箭头）；阴道后壁上 1/3 的小结节，由于出血（a）T$_2$WI 呈低信号，
（b）T$_1$WI 呈高信号；（a，b）矢状面

### 4.2.4.4　MRI 和腹腔镜检查的表现

根据病灶的大小和累及程度，MRI 图像有不同变化，表现为阴道后壁增厚，无结节形成，或有小结节和浸润性大结节，伴有阴道黏膜受累和阴道穹隆封闭（图 4.106 和图 4.107）。较大病灶的中心位置通常在直肠阴道隔或宫颈后区，伴阴道累及。

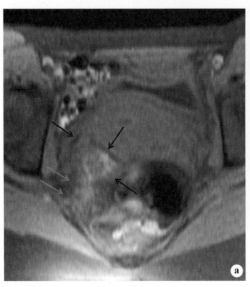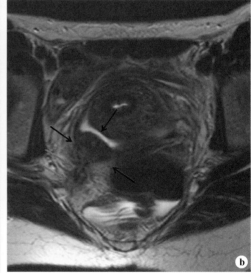

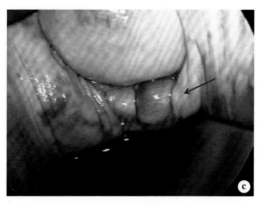

图 4.106　阴道后穹隆右侧增厚，形成浸润性结节（红色箭头），累及阴道黏膜，封闭阴道后穹隆，并浸润至宫骶韧带和直肠系膜（蓝色箭头）；（a）T$_1$WI 呈高信号；（b）T$_2$WI 呈低信号；（a，b）横断面；（c）阴道后穹隆的紫蓝色异位病灶

当病灶以纤维组织为主时，浸润性子宫内膜异位结节 T$_2$WI 呈低信号，由于阴道壁具有相似的信号特征，可能会影响其识别（图 4.108）。

但是，当 T$_2$WI 出现囊性高信号区（异位内膜腺体），或抑脂 T$_1$WI 出现高信号灶则提示出血，其有助于识别小病灶[26]（图 4.109）。

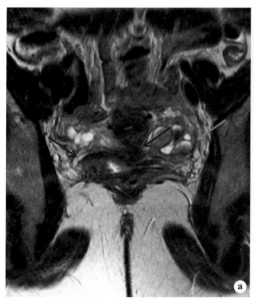

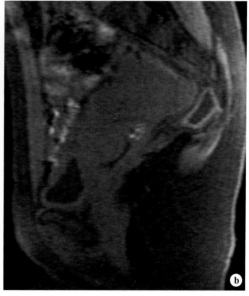

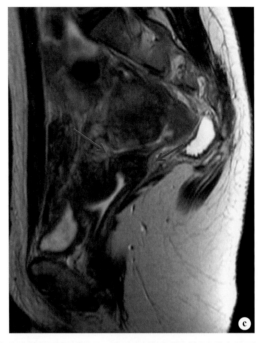

图 4.107 浸润性病灶使阴道右后壁增厚（箭头），累及阴道黏膜，使阴道穹隆消失，（a，c）T₂WI 呈低信号，（b）T₁WI 呈高信号；左侧卵巢子宫内膜异位囊肿，多个囊腔（a 中蓝色箭头）；（a）短轴冠状面；（b，c）矢状面

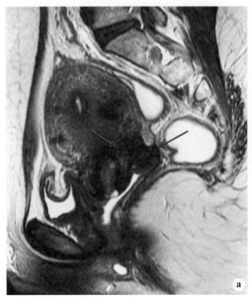

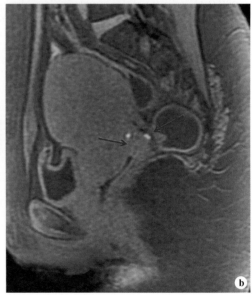

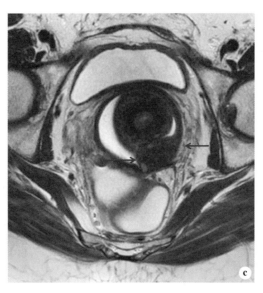

图 4.108　阴道左后壁上 1/3 病灶，使部分阴道穹隆消失；（a，c）T$_2$WI 呈低信号，主要是纤维组织；（b）T$_1$WI 中散在的出血灶，有助于识别病灶；（a，b）矢状面；（c）短轴冠状面

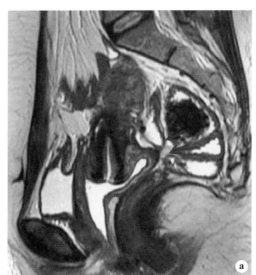

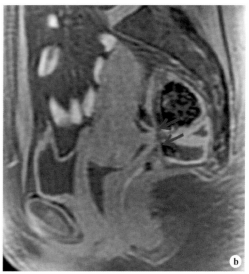

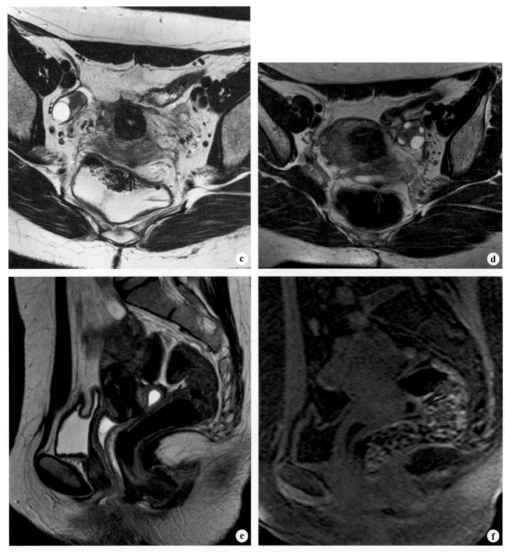

图 4.109 单发的阴道病灶（箭头）较小，呈低信号，（a）$T_2WI$ 中难以识别，（b）抑脂 $T_1WI$ 呈低信号；（d～f）1 年后该患者出现性交困难，图中可以识别病灶；（c，d）短轴冠状面中界线清楚的病灶

### 4.2.4.5 治疗建议

手术治疗需要行阴道后壁或阴道后穹隆病灶切除。当同时进行直肠低位切除术时，会增加术后发生直肠阴道瘘的风险[26]（图 4.110）。

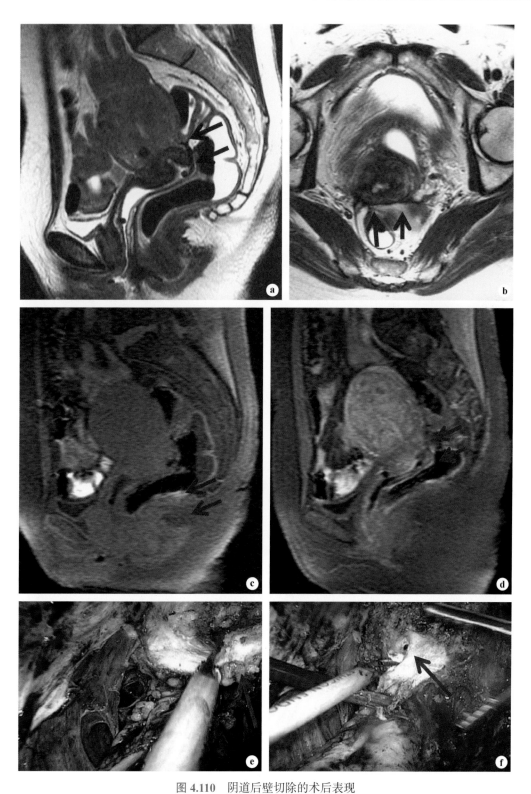

图 4.110　阴道后壁切除的术后表现

阴道局部变薄，（a，b）T₂WI 呈显著低信号，（c，d）T₁WI 显示磁敏感伪影；（a，c，d）矢状面；（b）横断面；

（e，f）腹腔镜下阴道切除（箭头）

### 4.2.5　子宫肌层：后壁

#### 4.2.5.1　解剖

子宫肌层特征（信号和结合带）如前盆腔肌层病变所描述。子宫后壁表面被覆脏腹膜，与直肠前表面腹膜相连，向下形成直肠子宫陷凹，腹膜覆盖在宫颈和阴道上段[9]（图 4.111）。

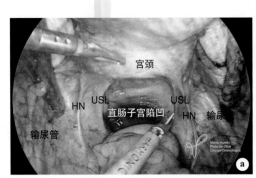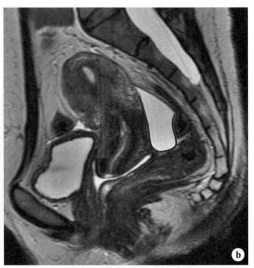

图 4.111　子宫后壁表面被覆脏腹膜，与直肠前表面腹膜相连，向下形成直肠子宫陷凹 [（b）红线标记]；腹膜覆盖宫颈和阴道上段；（a）腹腔镜下所见；（b）T₂WI，矢状面

组织结构上宫颈与子宫其他部分不同，主要由结缔组织构成，含少量平滑肌纤维。因此，MRI 宫颈的解剖不同于宫体，T₂WI 上表现为 4 个不同的区域：①宫颈管的被覆黏膜，为纵向皱襞，称为掌状褶；②纤维间质，紧贴黏膜层，呈低信号；③与子宫体连续的肌层；④浆膜层，均呈低信号[24, 39]（图 4.112）。

#### 4.2.5.2　子宫内膜异位症的常见表现

MRI 可以更好地识别后盆腔子宫肌层受累情况，对其进行分级。后盆腔 DIE 的确切发生率仍然不清。为了彻底清除病灶，可以行子宫腺肌瘤切除或子宫切除术。手术方式的选择对减少复发、改善妊娠结局非常重要。

病灶浸润子宫肌层的程度有所不同，有的病灶散在，有的病灶局限，有的病灶突向宫腔（图 4.113）。对于其他部位完全切除 DIE 病灶及有子宫病变的患者可以观察到这种类型的肌层广泛受累（图 4.114）。

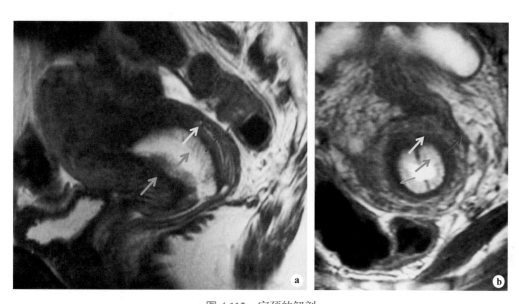

图 4.112  宫颈的解剖

宫颈管被覆黏膜，为纵向皱襞，称为掌状褶（绿色箭头）；纤维间质（蓝色箭头）呈低信号；与子宫体连续的肌层（黄色箭头）及浆膜层（红色箭头）呈低信号；（a，b）$T_2WI$；（a）矢状面；（b）短轴冠状面

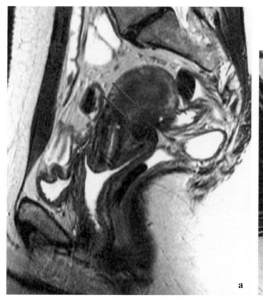

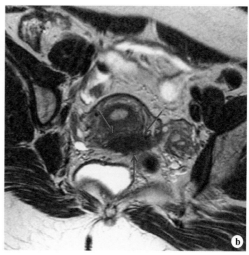

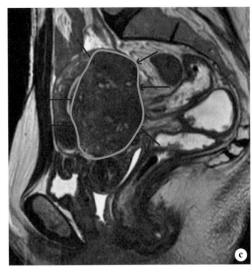
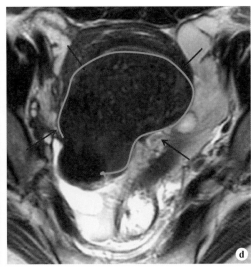

图 4.113 病灶子宫肌层浸润的程度变化

病例 1（a，b）：子宫峡部和宫颈的小病灶（箭头）。病例 2（c，d）：整个子宫后壁的弥漫病灶（红色箭头和蓝色线条）。

（a，d）T₂WI；（a，c）矢状面；（b）短轴冠状面；（d）横断面

子宫肌层子宫内膜异位症的病程不同于子宫腺肌病，其子宫肌层受累是周围性的，从脏腹膜和子宫浆肌层向内浸润。从组织学上看，类似于子宫内膜腺体和间质出现于肌束间，极少数情况下仅有间质（图 4.115）。

在大多数情况下，内膜腺体呈增生期改变，对周期性激素反应小，出血发生率低（图 4.115）。而子宫腺肌病病灶周围的肌纤维肥大和增生，导致肌壁增厚，子宫体积增大（图 4.116）。

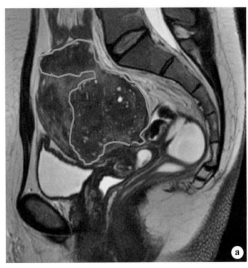
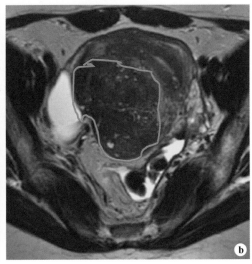

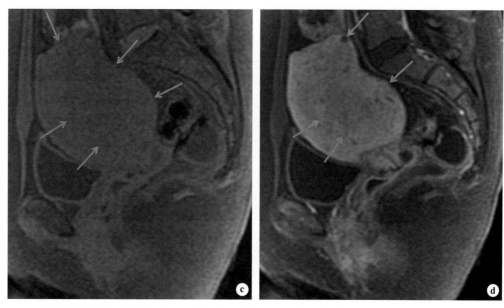

图 4.114　广泛的子宫肌层病灶（a, b 中蓝线区域和 c, d 中蓝色箭头）界线不清，主要为低信号，（a, b）$T_2$WI 显示高信号灶，（c）$T_1$WI 呈中等信号，（d）增强后呈不均质信号。$T_2$WI 中见多灶高信号异位内膜腺体和囊腔；（a, c, d）矢状面；（b）横断面

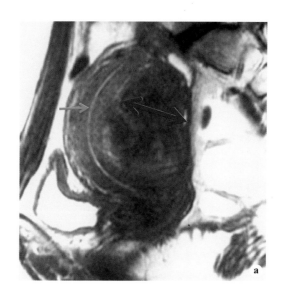

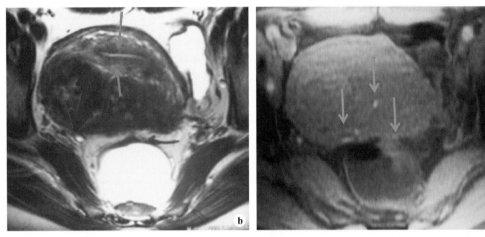

图 4.115 子宫肌层 EMs 是周围性的，从脏腹膜和子宫浆肌层向内浸润（a，b 中双箭头）；子宫结合带（绿色箭头）；（a，b）T$_2$WI；（c）抑脂 T$_1$WI，子宫肌层和子宫后方散在的出血灶（蓝色箭头）；（a）矢状面；（b，c）横断面

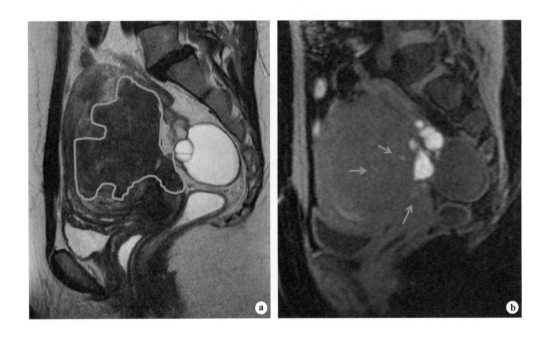

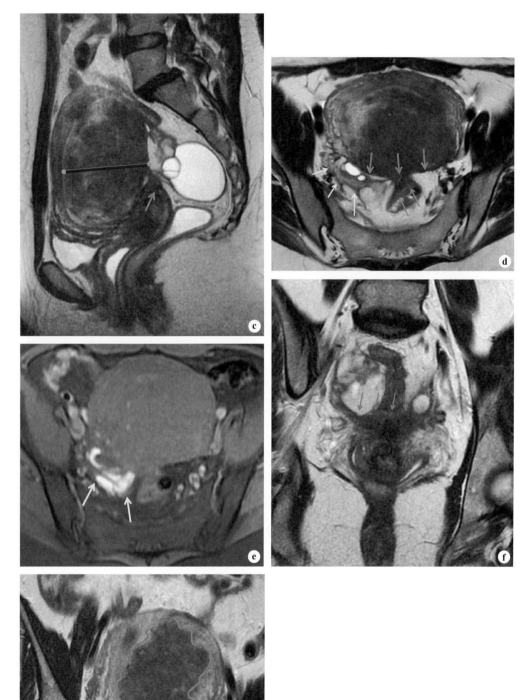

图 4.116　球形子宫，由于子宫后壁 EMs 的浸润，前后壁不对称，病灶从宫底到宫颈（标记），（c）到宫腔距离为 5.9cm，（a，c，d，g）$T_2WI$ 呈低信号，（b）散在出血灶。宫颈后区 EMs 病灶延伸范围较大（c，d，f 中蓝色箭头），直肠浸润（d 中绿色箭头），子宫内膜异位囊肿和右输卵管积血（d，e 中黄色箭头）

### 4.2.5.3 临床症状

子宫肌层受累的症状无特异性，患者主要表现为痛经和子宫异常出血。

### 4.2.5.4 MRI 和腹腔镜检查的表现

子宫肌层后壁受累的 MRI 表现与前壁有所不同。宫颈的单发小病灶浸润宫颈后区或直肠阴道隔，宫颈肌层或间质信号发生变化。由于宫颈 $T_2WI$ 呈低信号，肌层深部病灶也呈低信号，增加了病灶浸润程度评估的难度。当病灶中存在腺体成分时，较容易识别（图 4.117）。

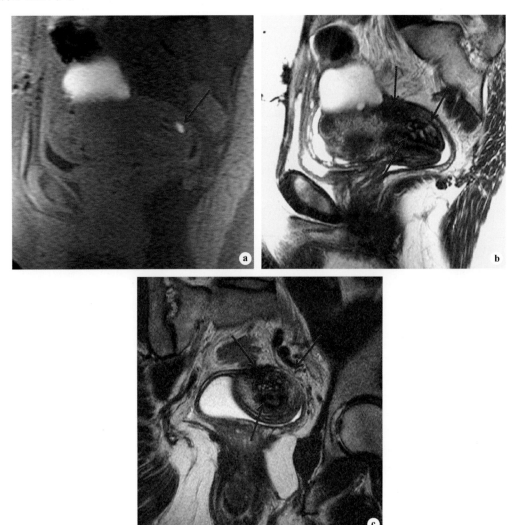

图 4.117 异位病灶累及宫颈，使肌层和间质的信号改变；腺体成分（$T_2WI$ 和 $T_1WI$ 多灶高信号病灶，见箭头）有助于浸润程度的评估；（a）抑脂 $T_1WI$；（b，c）$T_2WI$；（a，b）矢状面；（c）短轴冠状面

异位的子宫内膜组织 $T_2WI$ 表现为高信号灶，$T_1WI$ 表现为低信号。当合并出血时，$T_1WI$ 和 $T_2WI$ 均表现为高信号（图 4.134）。

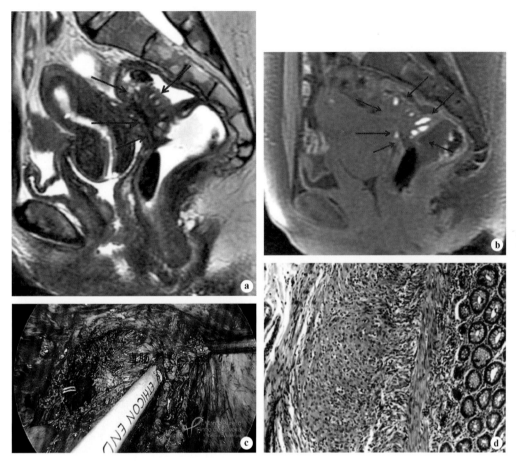

图 4.134 （a，b）乙状结肠广泛的异位病灶伴高信号出血灶（箭头），矢状面；（a）$T_2WI$；（b）$T_1WI$；（c）腹腔镜下切除直肠病灶结节；（d）显微镜下（100×）示直肠肌壁间子宫内膜异位病灶，伴间质呈蜕膜样反应，右侧可见肠壁黏膜腺体

文献中描述了直肠和乙状结肠子宫内膜异位症的特定表现，黏膜外层病灶 $T_2WI$ 呈低信号，上层表现为"蘑菇征"，下层为低信号（肥厚的固有肌层），上面覆盖薄层的高信号层（未累及的黏膜和黏膜下层或伴水肿）（图 4.135）[55]。

随着病变的进展，形成粘连，肠壁周围的肠袢呈流苏样外观，这难以准确地评估病灶的纵向浸润。病灶浸润肠壁越深，肠腔狭窄的程度越严重，但肠梗阻并不常见（图 4.131 和图 4.132）[28]。

放射科医生应描述病灶在 MRI 检查中的某些特征，这直接影响患者对保守治疗和手术治疗方式的选择。

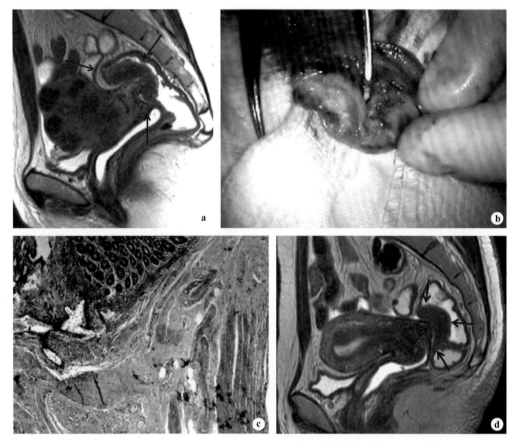

图 4.135 （a）直肠黏膜外层病灶呈"蘑菇征"（a, d 中箭头），T$_2$WI 呈低信号（肥厚的固有肌层），上面
　　覆盖薄的高信号层（黏膜层和黏膜下层或伴水肿）；（b）病灶的肉眼观；（c）显微镜下（40×）示肠壁黏
　　膜下层两处子宫内膜异位病灶；（d）由于累及黏膜，T$_2$WI 缺乏薄的高信号层（箭头）；（a, d）矢状面

| 表 4.9　对肠道病变的描述标准 |
| --- |
| 肠壁病灶纵向累及的情况 |
| 肠壁周长的定位（如位于 12 ～ 16 点间） |
| 肠壁累及的深度 |
| 黏膜层 / 黏膜下层累及的程度 |
| 肠腔狭窄的程度（肠腔变窄和梗阻） |
| 距肛缘的距离 |
| 病灶的数目（多灶性） |

对肠道病变最重要的描述标准是病灶长度＞ 3cm，
累及肠壁周长超过 40%，是否累及黏膜，管腔狭窄程度，
距肛缘距离＜ 6cm，以及是否为多发灶（表 4.9）。

### 4.2.6.5　治疗建议

肠道子宫内膜异位症的随访取决于病灶的大小、管
腔的狭窄程度及患者的临床症状。排除了肠梗阻的风险，
无症状患者可观察随访。对于有症状的患者，肠道子宫
内膜异位症的治疗方式取决于患者年龄、生育需求、病情严重程度及是否出现并发症 [56-58]。

病变的特征影响术式的选择，如病灶大小、肠壁浸润深度、黏膜是否累及、肠壁周径
受累范围、管腔狭窄程度、距肛缘距离及病灶数目。

手术可采用以下四种术式 [1]。

（1）表面切除（削切）：肠管浆膜层浅表病灶，很少穿透肠壁，可用手术刀直接切除
或电凝切除（图 4.136）。

（2）单环状切除：适用于单发病灶，累及肠管长度达 3cm，肠壁周长达 40%，且穿透至黏膜层（图 4.137）。该术式可以是手工吻合（横向切开肠腔，用手术刀或电凝切除病灶后缝合）或吻合器吻合（环形吻合器经肛门插入，打开保险杆，击发吻合器，环状切除肠管，为避免切缘阳性，切缘应距病灶直径达 2cm 以上）（图 4.137）。

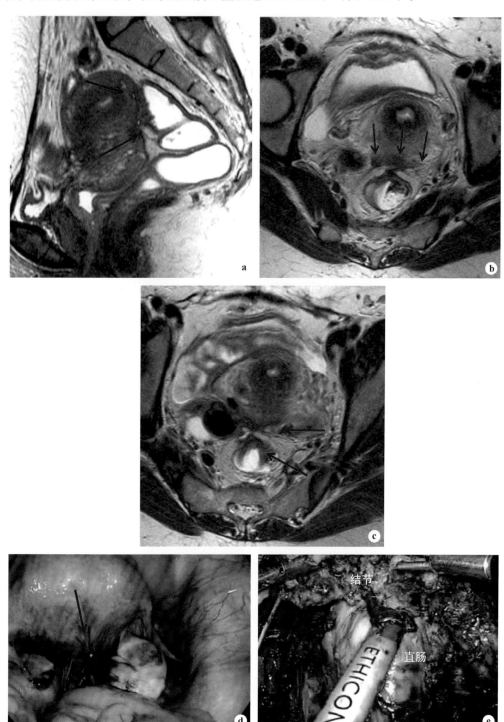

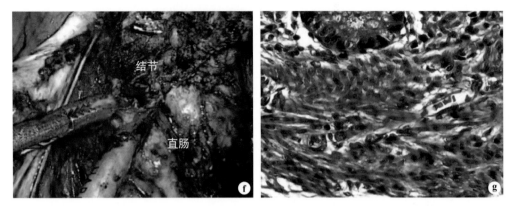

图 4.136 （a～c）宫颈后区 EMs（b 中箭头），直肠上段浆膜层浅表病灶，未浸润肠壁（a，c 中箭头），
T₂WI；（a）矢状面；（b，c）横断面；（d～f）腹腔镜下所见；（d）直肠子宫陷凹封闭（箭头）；
（e，f）腹腔镜切除异位病灶；（g）显微镜下（400×）示子宫内膜异位病灶具有丰富的典型间质

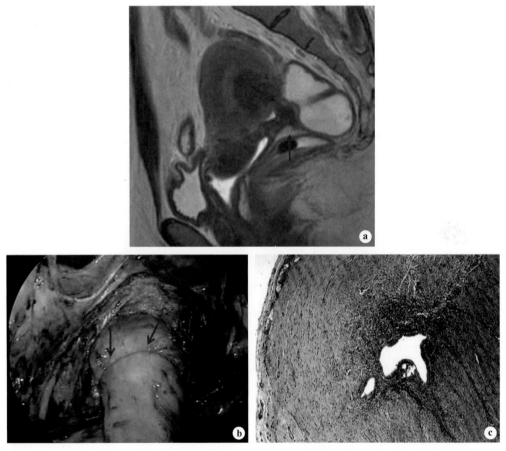

图 4.137 （a）单发肠管病灶长度 < 3cm（箭头），T₂WI，矢状面；（b）腹腔镜下单环状切除，未累及
肠黏膜；（c）显微镜下（40×）示环状切除标本的肌壁中央子宫内膜异位病灶

（3）双环状切除（双吻合器）：适用于累及肠管长度达 4cm，肠壁周长达 40% 的单发病灶。使用两个环形吻合器先后击发，其中第一个切除部分病灶，第二个切除残余病灶（包括前一个吻合切口）[59]（图 4.138）。

（4）节段性切除：适用于多发病灶，累及黏膜下层和黏膜层，病灶纵向累及肠管长度＞ 5cm，且累及肠壁周长超过 50%（图 4.139）。

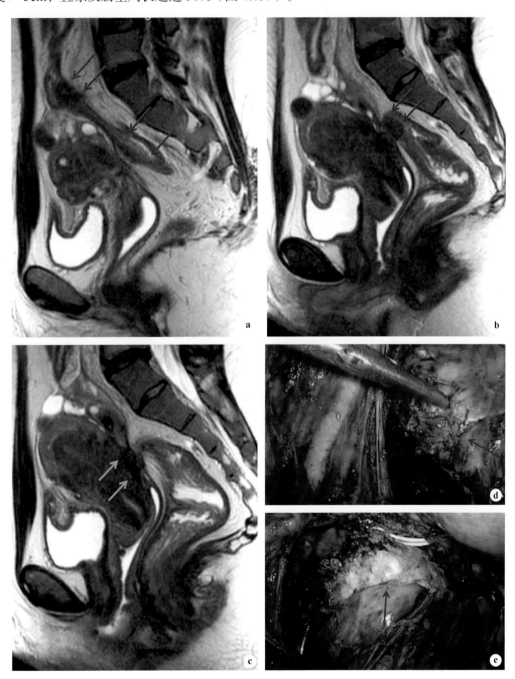

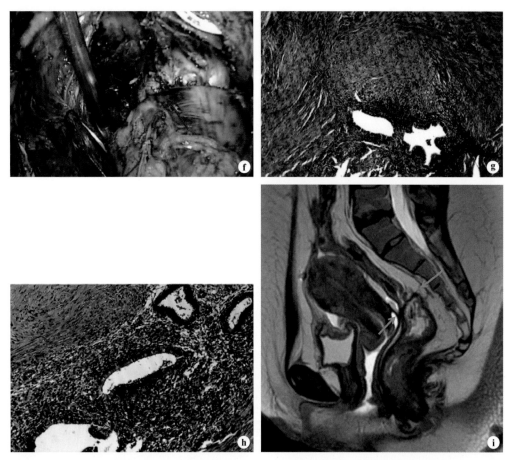

图 4.138 （a～c）后盆腔病灶累及直肠、乙状结肠（红色箭头）及宫颈后区（蓝色箭头）；（d～f）双环状切除（双吻合器）；（d, e）第一次环状切除后；（d）远端残留的病灶；（e）近端病灶部分被完全切除；（f）第二次环状切除后；（g, h）显微镜下（40× 和 100×）示双环状切除标本中广泛的子宫内膜异位病灶；（i）吻合术后表现（箭头）；（a～c, i）$T_2WI$，矢状面

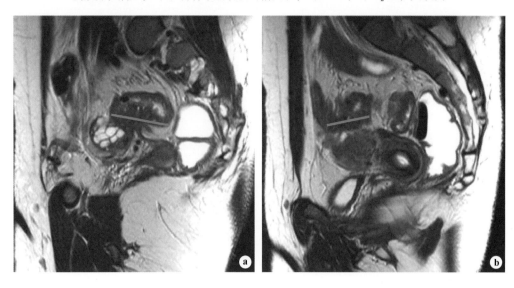

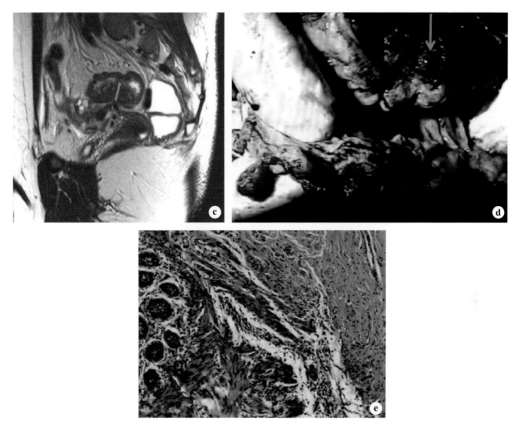

图 4.139 节段性切除后，（a～c）多发的肠道病灶（多灶性）累及黏膜下层和黏膜层，T₂WI，矢状面；（d）乙状结肠部分切除后的大体标本，黏膜见异位病灶；（e）显微镜下示黏膜层和黏膜下层子宫内膜异位组织

## 4.3 侧盆腔

由于侧盆腔有丰富的神经和血管束，而且毗邻输尿管，因此手术极富挑战性，是盆腔最重要的结构之一。MR 影像也同样复杂，病灶可能散在，不易观察，而且可能侵犯重要的结构，如输尿管（图 4.140）。

侧盆腔包括宫旁组织、阴道旁组织、输尿管、腹下神经、卵巢窝和盆底。

### 4.3.1 宫旁组织和阴道旁组织

#### 4.3.1.1 解剖

宫旁组织及阴道旁组织为位于子宫两侧阔韧带中的结缔组织，下方与阴道上端相连，两侧与壁层筋膜相接，向后与主韧带相接，向前与膀胱连接。宫旁组织在子宫的两侧缘，阴道旁组织位于阴道上 1/3，向两侧延伸至盆侧壁（图 1.4）。

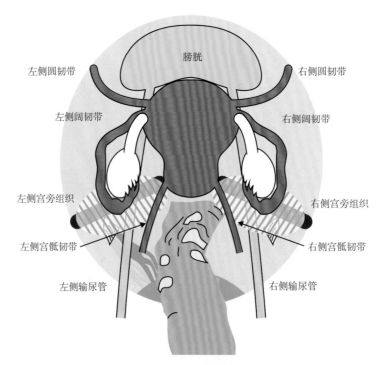

图 4.140　侧盆腔 DIE 的侵袭模式示意图

向前：侵及子宫动脉和输尿管。向后：侵及直肠和乙状结肠。向下：侵及腹下神经、下腹下丛和肛提肌。向外侧：侵及卵巢窝。

注意：基于腹腔镜视角，其左侧对应于 MRI 的右侧，反之亦然

　　宫旁组织和阴道旁组织是重要的解剖界标，其内包括子宫和阴道血管、下腹下丛及进入膀胱三角区前从子宫动脉交界处穿过的输尿管（图 1.4 和图 4.141）。

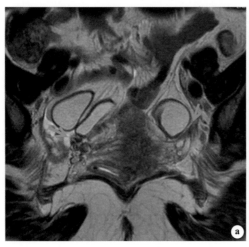
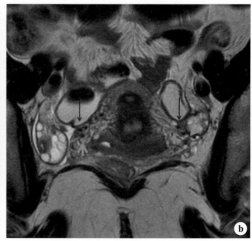

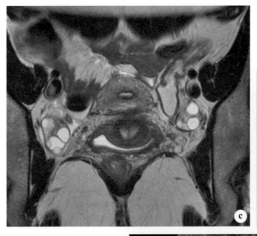
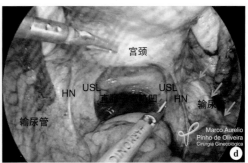

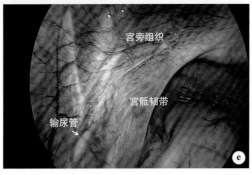

图 4.141　输尿管向下穿过宫旁组织（蓝色箭头），在进入膀胱三角前与子宫动脉交叉（红色箭头），位于下腹下丛（绿色箭头）的上方和旁侧；（a～c）$T_2$WI，短轴冠状面；（d，e）腹腔镜下观；USL. 宫骶韧带；HN. 腹下神经

在宫颈平面，宫旁阔韧带基底部的增厚区称为主韧带或宫颈横韧带。这部分凸起的结缔组织与宫骶韧带同属于宫颈周围环的一部分（下文盆底部分详细介绍）。有学者将该韧带命名为宫颈旁组织[60]（图 4.142）。

MRI 中宫旁组织和阴道旁组织的信号强度与脂肪组织相似，$T_1$WI 和 $T_2$WI 表现为高信号。然而，主韧带为子宫重要的支撑结构，由于在宫旁的增厚，特别是在宫颈平面，$T_2$WI 表现为不均匀的薄的低信号带（图 4.143）。

血管、淋巴管、神经和输尿管可以产生不同的信号，前两者增强扫描后信号强化。各个采集平面都适合识别宫旁组织和阴道旁组织。笔者倾向于从子宫短轴冠状面和矢状面进行分析。

### 4.3.1.2　子宫内膜异位症的常见表现

宫旁组织和阴道旁组织的 DIE 继发于以宫骶韧带、宫颈后区或直肠阴道隔为中心的病灶。

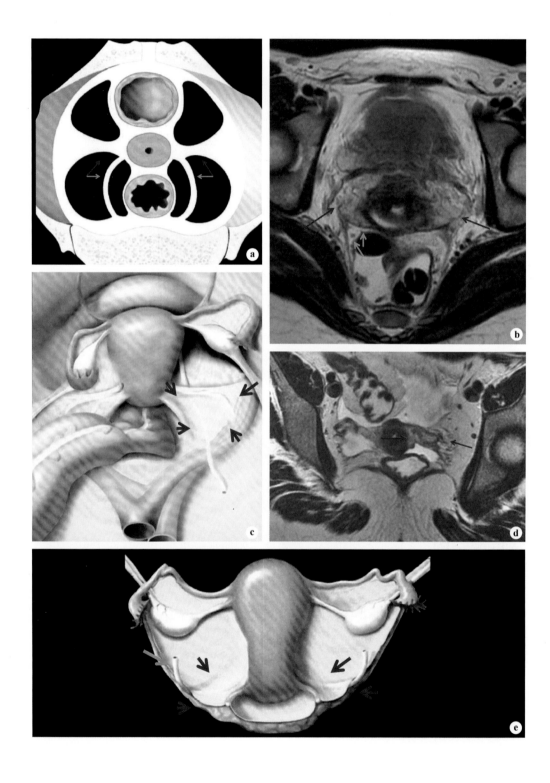

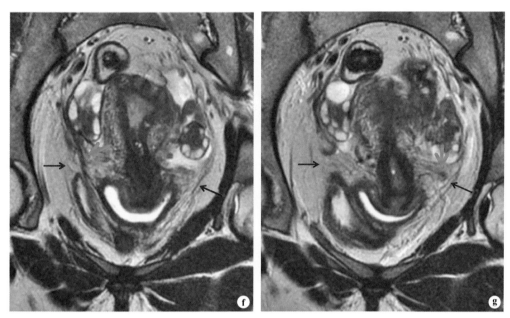

图 4.142 宫颈平面主韧带为增厚的宫旁组织（红色箭头），主要为结缔组织；（a）横断面示意图；（b）横断面；（c）短轴冠状面示意图；（d）短轴冠状面；（e）长轴冠状面示意图；（f, g）长轴冠状面；（a, b, f, g）T$_2$WI；蓝色箭头指输尿管（源自：Ferdelle MP, et al. Diagnostic and Surgical Imaging Anatomy. Chest, Abdomen, Pelvis. Lippincott Williams & Wilkins, 2006, 85-86.）

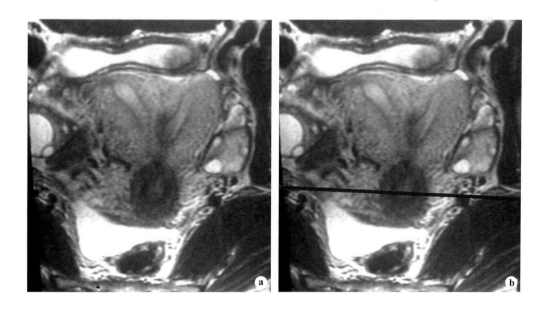

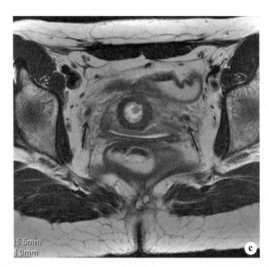

图 4.143　宫旁组织 $T_2WI$ 呈不均匀的高信号，在宫颈平面，$T_2WI$ 表现为不均匀的薄的低信号带；输尿管在宫旁组织中走行清晰（红色箭头）；（a～c）$T_2WI$；（a，b）横断面，b 中红线为输尿管位置；（c）短轴冠状面

　　这些病灶可能有不同的表现。当以宫骶韧带为中心时，病灶不对称并向盆腔两侧延伸，向前浸润宫旁组织和阴道旁组织。有时可能累及子宫动脉、输尿管及腹下神经，病灶虽小但破坏严重（图 4.144）。

　　当病灶位于盆腔中央宫颈后区及直肠阴道隔时，向外侧侵及宫骶韧带，随后累及宫旁组织（图 4.145）。

　　异位内膜种植灶沿卵巢和卵巢窝的两侧向后方浸润，黏附并侵及宫旁组织（图 4.146）。

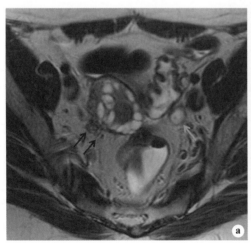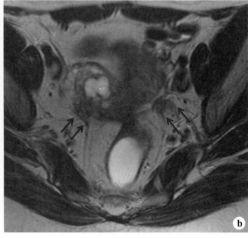

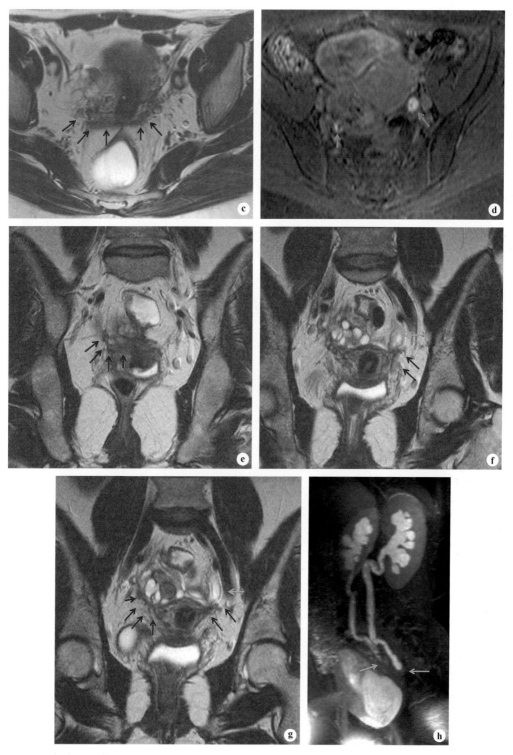

图 4.144　双侧宫骶韧带病灶（红色箭头），浸润宫旁组织，累及输尿管，继发左侧输尿管扩张、积水（蓝色箭头）；（a～c, e～g）T<sub>2</sub>WI；（a～c）横断面；（e～g）冠状面；（d, h）MRI 尿路造影；（d）T<sub>1</sub>WI，横断面；（h）MIP，斜后视观

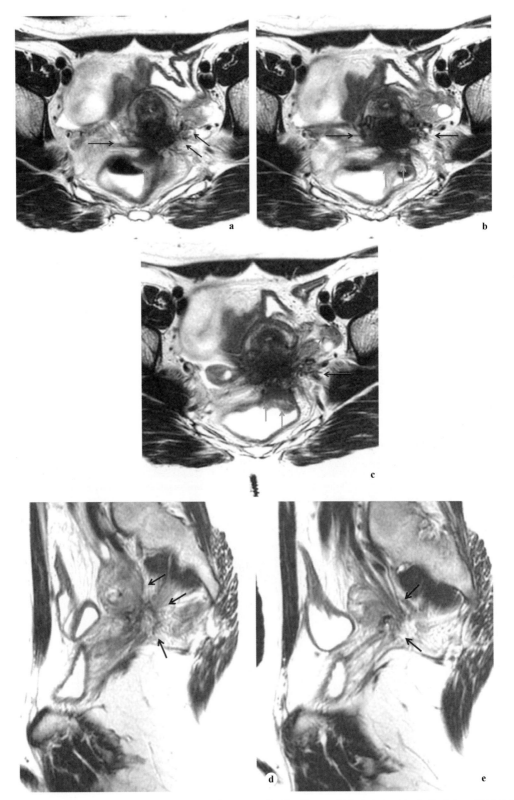

图 4.145 宫颈后方和直肠阴道隔病灶，向两侧浸润至宫骶韧带和左侧宫旁组织（红色箭头），累及左侧子宫动脉（绿色箭头），侵及直肠（蓝色箭头）；（a）T₂WI；（a～c）横断面；（d，e）矢状面

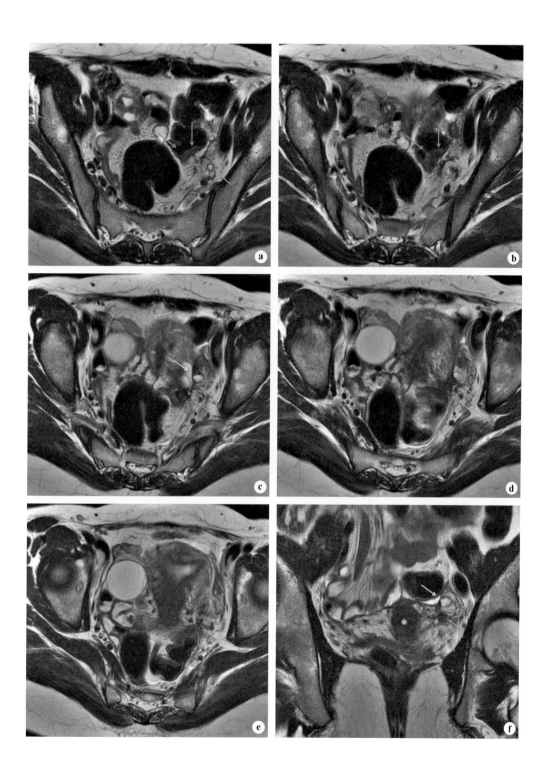

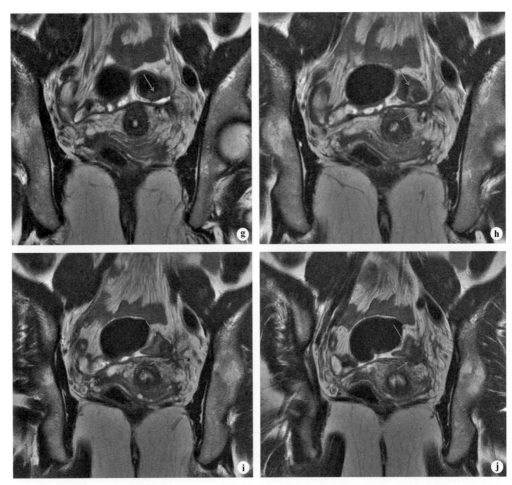

图 4.146　深部病灶沿左侧卵巢及卵巢窝外侧向后方（黄色箭头）延伸，浸润宫旁组织和乙状结肠（绿色箭头），邻近输尿管（蓝色箭头）；（a～j）$T_2WI$；（a～e）横断面；（f～j）短轴冠状面

### 4.3.1.3　临床表现

DIE 的临床表现与其他后盆腔子宫内膜异位症相同，除了性交困难和痛经外，育龄妇女还有慢性盆腔疼痛。

通常输尿管受累时无症状。然而，当累及腹下神经时，患者可能会出现腰痛。这些病变通常有临床表现，包括沿宫骶韧带的结节和疼痛，子宫附件敏感和触痛，以及子宫后屈粘连固定。

### 4.3.1.4　MRI 和腹腔镜检查的表现

DIE 的表现与位于宫骶韧带、宫颈后区、直肠阴道隔和卵巢窝子宫内膜异位症相似，病灶界线不清、浸润性生长，多数情况下以纤维化为主，$T_1WI$ 和 $T_2WI$ 主要表现为低信号，增强扫描时病灶强化。但是，信号强度可能会随着异位内膜组织数量的变化而变化（图 4.144～图 4.146）。

一方面，宫旁病灶的形态和鉴别的难易程度取决于原发病灶。例如，以宫骶韧带为中心的病灶可能是散在的，也可能是浸润宫旁组织，表现为韧带增厚（＞0.5cm），MRI 冠状面和矢状面可以显示得更清晰（图 4.144 和图 4.147）。

另一方面，宫颈后区和直肠阴道隔的病灶＞6cm，在 MRI 所有平面均易于识别，包括宫旁组织病灶（图 4.145 和图 4.146）。

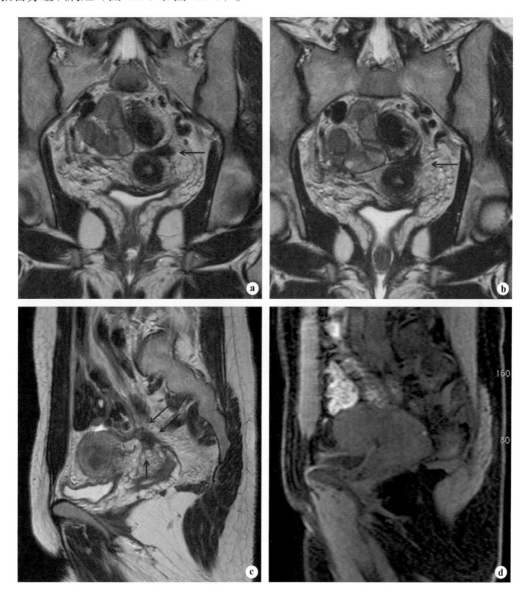

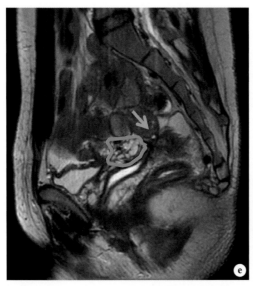
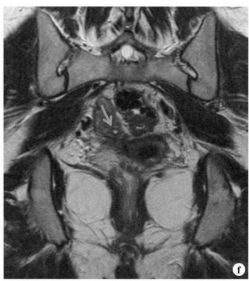

图 4.147　（a～d）病灶以左侧宫骶韧带为中心，累及宫旁组织，靠近子宫动脉（红色箭头），伴出血灶（d 中红色箭头）；（e，f）与正常宫旁组织（绿线区域）比较，蓝色箭头所指为回肠浅表病灶（$T_2$WI 呈高信号）；（a～c，e，f）$T_2$WI；（d）抑脂 $T_1$WI；（a，b，f）短轴冠状面；（c，d，e）矢状面

宫旁受累的并发症之一是累及子宫动脉，出现输尿管外生型梗阻，集合系统扩张和肾功能丧失。因此，当累及宫旁时，放射科医生必须识别子宫动脉，表现为细长的、蜿蜒的散在结构，$T_1$WI 和 $T_2$WI 信号缺失（由于血流速度快），并出现早期强化（图 4.148）。

输尿管表现为清晰的管状或圆形结构（取决于获取平面），$T_2$WI 呈低信号。当输尿管扩张时，$T_2$WI 可能表现为液性高信号。若要进一步了解输尿管解剖和病理学的细节，请参阅前盆腔和输尿管部分（图 4.71 和图 4.149）。

阴道旁病灶在输尿管和宫骶韧带下方时应评估病灶与下腹下丛的关系（图 4.150）。

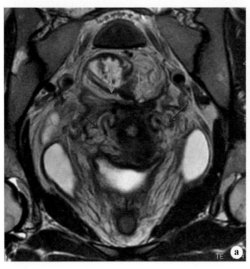
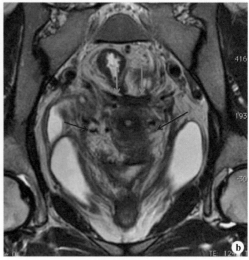

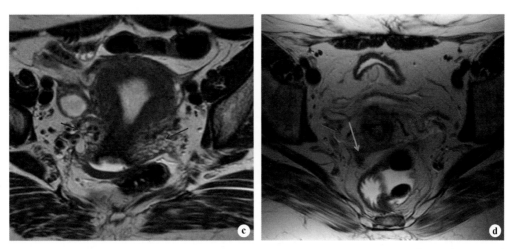

图 4.148　宫旁组织中识别子宫动脉；散在细长的结构，由于血流流速快，T₂WI 信号流空，呈低信号（红色箭头）；宫颈上方病灶（a，b 中绿色箭头），右侧宫骶韧带（d 中蓝色箭头），（a ~ d）T₂WI；（a，b）短轴冠状面；（c）长轴冠状面；（d）横断面

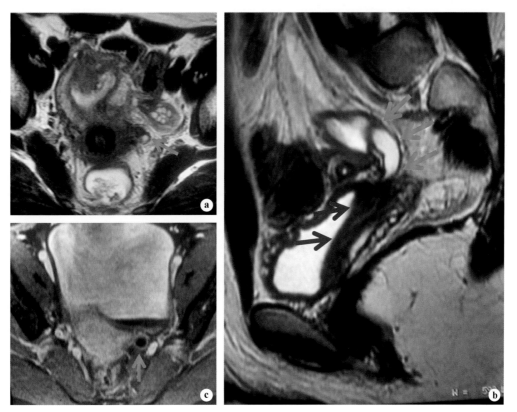

图 4.149　输尿管结构界线清晰，T₂WI 表现为低信号（a，b 中蓝色箭头），（a）横断面呈圆形，（b）矢状面呈管状；输尿管扩张时，管腔内液体 T₂WI 表现为高信号（a，b 中蓝色箭头），管壁有强化（c 中蓝色箭头）；此病例因膀胱病灶累及输尿管口（红色箭头），从而引起输尿管梗阻性扩张；（c）增强 T₁WI，横断面

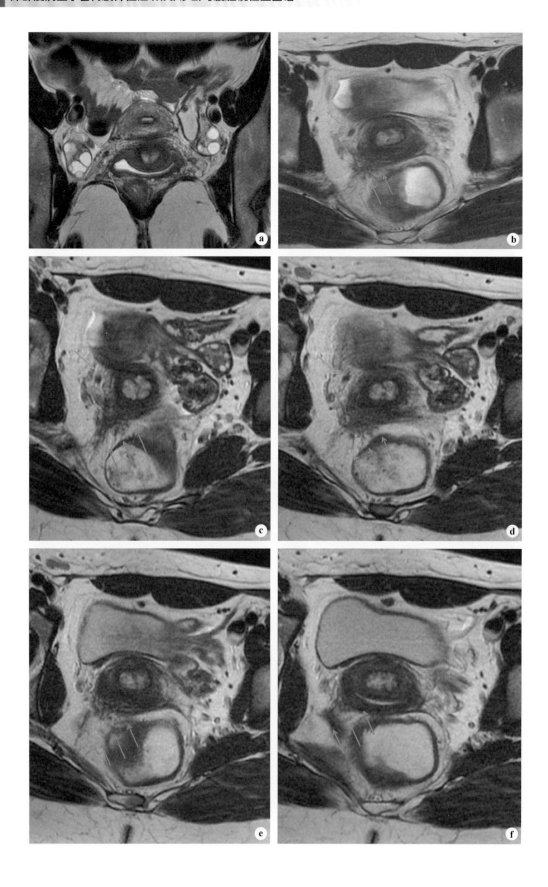

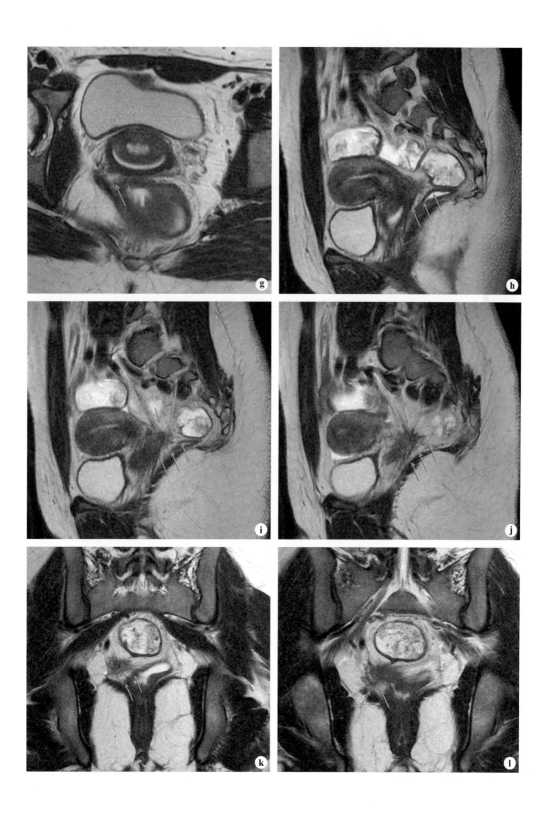

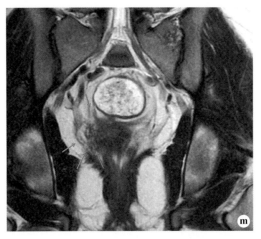

图 4.150    阴道旁病灶在输尿管（蓝色箭头）和宫骶韧带下方，需要评估病灶与腹下神经和下腹下丛（绿色箭头）之间的关系；（a）病灶与腹下神经的解剖关系；（b～m）右侧宫骶韧带病灶向下浸润阴道旁组织，累及腹下神经和下腹下丛（绿色箭头）；（b～g）横断面；（h～j）矢状面；（k～m）短轴冠状面；需注意直肠系膜和输尿管口平面的宫旁组织受累情况（蓝色箭头）

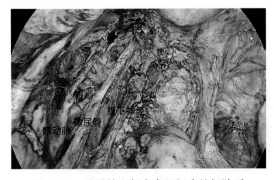

图 4.151    腹腔镜左侧宫旁组织病灶切除后

### 4.3.1.5  治疗建议

宫旁组织中神经血管束丰富，因而此部位手术难度较大。有时需分离子宫动脉，有时需切断子宫动脉才能行宫旁组织切除。虽然双侧子宫动脉结扎可能影响生育力，但据文献报道，腹腔镜子宫肌瘤切除术的女性行双侧子宫动脉结扎后，对生育影响似乎不大（图 4.151）。

此外，如果可能，应尽量避免双侧宫旁组织切除术。因为宫旁组织的大范围切除可引起神经损伤，而这种损伤是不可逆的，并导致膀胱排空功能的最终丧失，部分患者可能需要永久性的间歇性导尿。因此，手术医生尽可能选择完全切除受累最严重一侧的宫旁组织，而保留受累相对较轻一侧的宫旁组织，即使有残留病灶持续存在。

## 4.3.2  输尿管

在累及的宫旁组织中，同侧的输尿管也常受累，患者可能出现输尿管积水和（或）肾积水。

有时可能只需行输尿管松解术，但有时可能需要行输尿管部分切除并端端吻合，甚至需要行输尿管膀胱植入。

详情参阅前盆腔输尿管病变的相关章节。

### 4.3.3　盆腔自主神经：腹下神经和下腹下丛

#### 4.3.3.1　解剖

内脏神经系统由交感神经和副交感神经纤维组成。上腹下丛（又称骶前神经）起源于腹主动脉旁交感干，接受胸椎、腰椎内脏神经的支配，此丛发出左、右两支腹下神经，分别形成膀胱丛、直肠丛和子宫阴道丛，发出本体感觉和交感信号，其主要作用是收缩尿道和肛门括约肌[61]。

在骶岬下方，上腹下丛移行为腹下神经，左、右腹下神经沿着髂总动脉和髂内动脉进入盆腔，在腹膜外间隙向前、向内、向下走行，与骶骨相接，随后在直肠旁间隙中紧贴乙状结肠和直肠，其走行处于输尿管内侧和宫骶韧带外侧。仔细解剖腹膜后，在靠近骶岬处可以发现腹下神经，手术时应尽量避免误伤腹下神经（图 4.152）。

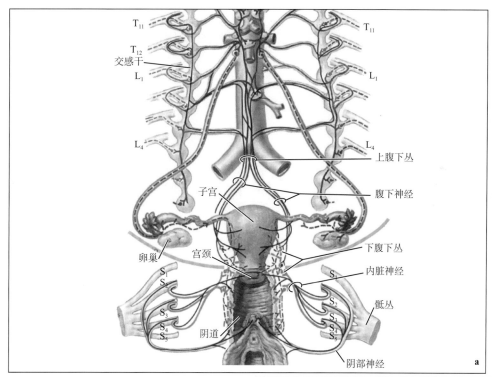

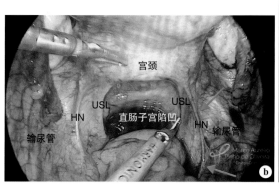

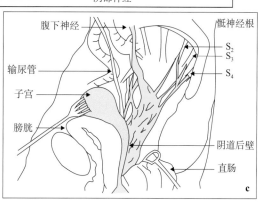

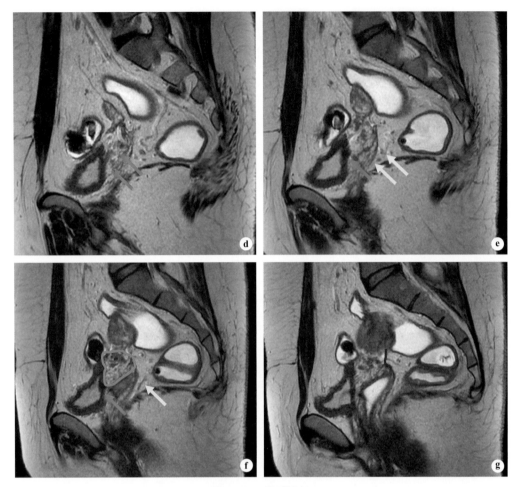

图 4.152　腹下神经

腹膜后向前、向内、向下走行，位于输尿管内侧和宫骶韧带外侧（箭头）。（a）图片源自 Ferdelle MP，et al. Diagnostic and Surgical Imaging Anatomy. Chest，Abdomen，Pelvis. Lippincott Williams & Wilkins，2006，85-86；（b）腹腔镜下识别腹下神经（蓝色箭头），与宫骶韧带和输尿管的关系；（c）图片源自 Mauroy B，et al. Systematization of the vesical and utero vaginal efferences of the female inferior hypogastric plexus（pelvic）：applications to pelvic surgery on women patients. Surg Radiol Anat，2007，29：209-217. 侧面示意图：直肠已切除，向前牵拉子宫、阴道（灰色）和膀胱，来识别神经（黄色）；（d～g）矢状面，$T_2WI$；输尿管（蓝色箭头）、宫骶韧带（红线）、宫旁组织（绿色区域）和神经的走行（黄色箭头）

　　腹下神经的交感神经纤维与 $S_2 \sim S_4$ 发出的盆腔内脏副交感神经纤维汇合，形成下腹下丛（又称盆丛）。

　　在直肠、阔韧带和阴道旁组织之间，下腹下丛形成一个三角形区域，其发出数支内脏传出神经分支，两支主干向下穿过子宫动脉和输尿管，分布于膀胱、阴道、子宫和直肠。这两支主干神经的参照点为输尿管，侧干向下与输尿管伴行直至膀胱。主干中段沿子宫动脉走行，毗邻阴道，分为前支和后支。前支支配阴道，在子宫动脉平面内穿过输尿管，后支向下与输尿管伴行，直至进入阴道后壁和直肠（图 4.153）。

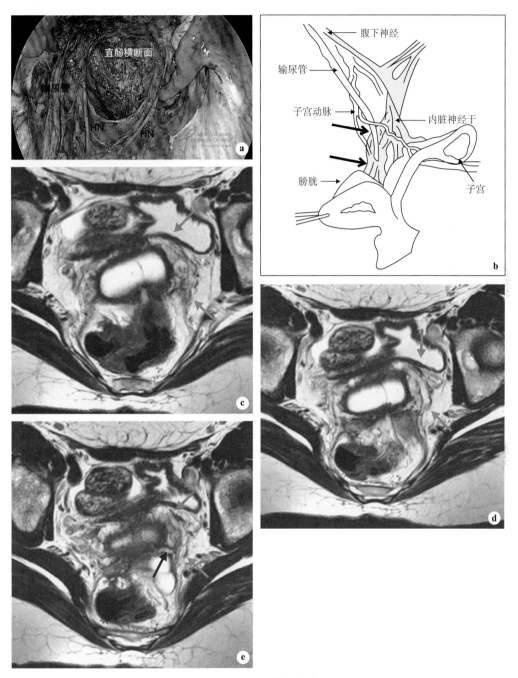

图 4.153 腹下神经走行

以输尿管为参照点(蓝色箭头),两主干向下穿过子宫动脉与输尿管;宫骶韧带(e 中红色箭头)在腹下神经(c ~ e 中绿色箭头)的内侧;左侧为正常宫骶韧带;(a)腹腔镜下示双侧腹下神经与输尿管的关系;(b)图片源自 Mauroy B,et al. Systematization of the vesical and utero vaginal efferences of the female inferior hypogastric plexus(pelvic):applications to pelvic surgery on women patients. Surg Radiol Anat,2007,29:209-217;(c ~ e)T$_2$WI,横断面

表 4.10　内脏神经系统 DIE 的常见表现

宫骶韧带病灶向两侧浸润

直肠阴道隔或宫颈后区域病灶向两侧浸润

靠近膀胱三角处宫旁组织前侧的病灶

盆腔侧后壁的浸润性病灶或结节

## 4.3.3.2　子宫内膜异位症的常见表现

DIE 累及内脏神经系统，可能与以宫骶韧带、宫颈后区或宫旁组织为中心的病灶浸润有关（表 4.10）。

宫骶韧带病灶向外侧延伸，或直肠阴道隔及宫颈后区病灶向直肠周围间隙浸润，累及腹下神经。病灶向阴道旁组织浸润，累及下腹下丛。通常病灶较大且具有浸润性，该病灶的手术更为复杂（图 4.154）。

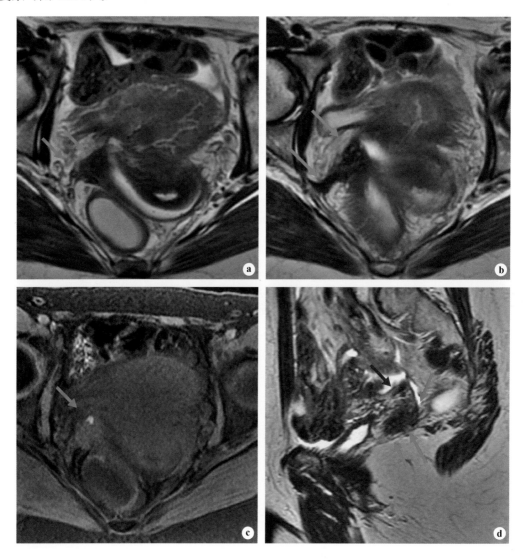

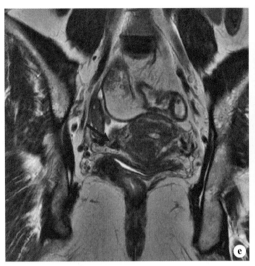
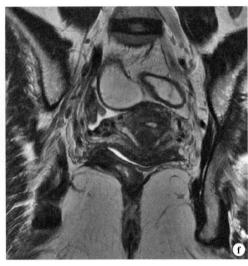

图 4.154　右侧宫骶韧带病灶延伸（蓝色箭头），累及阴道旁组织并浸润至盆侧壁（绿色箭头）；病灶以纤维组织为主，（a～b，d～f）T$_2$WI 表现为散在高信号灶；（c）抑脂 T$_1$WI（箭头）；注意下方与子宫动脉的关系（红色箭头）；（a～c）横断面；（d）矢状面；（e，f）短轴冠状面

如果靠近膀胱三角的输尿管被宫旁组织病灶累及，可影响下腹下丛的外侧干。罕见的腹下神经和腰骶丛病灶位于髋臼和梨状肌之间，为盆腔侧后壁浸润性病灶（图 4.155）。此外，在坐骨神经附近发生盆腔神经受累，可能形成边界清晰的囊肿或憩室，有利于异位内膜种植[61]（图 4.156）。

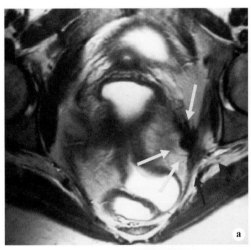
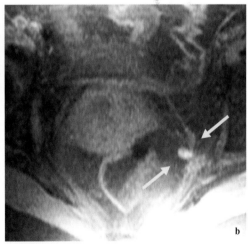
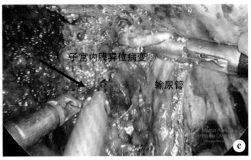

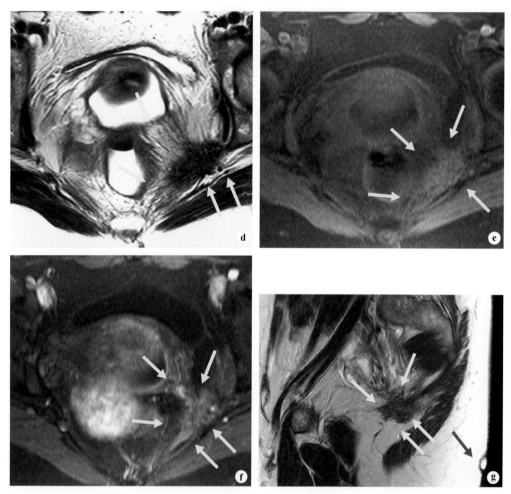

图 4.155 　（a～c）病例 1：盆腔左侧后壁的浸润性病灶，累及腹下神经（黄色箭头），邻近坐骨神经（红色箭头）。病灶以纤维化为主 [（a）T₂WI 呈低信号]，见出血灶 [（b）抑脂 T₁WI 呈高信号]；（c）腹腔镜下见腹下神经受累（箭头）；（a，b）横断面。（d～g）病例 2：盆腔左后侧壁浸润性病灶（箭头），沿着腹下神经和腰骶丛走行，与痛点相关 [（g）矢状面，皮肤标记见红色箭头]，（d）阴道和直肠浅表累及；以纤维化为主 [（d，g）T₂WI 呈低信号]，无出血 [（e）抑脂 T₁WI 呈中等信号]，（f）增强扫描；（d～f）横断面；（g）矢状面；（c）腹腔镜下所见

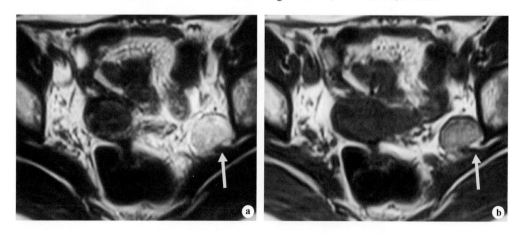

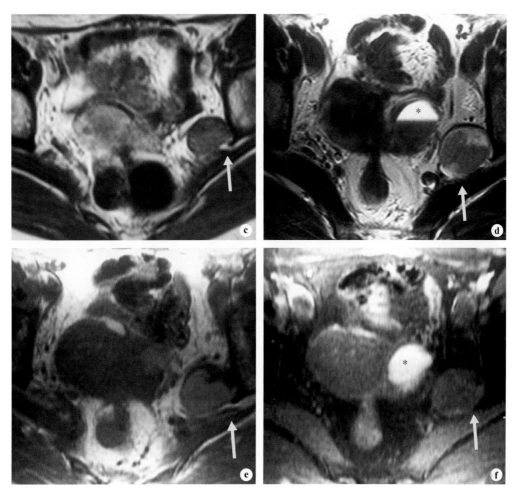

图 4.156　憩室邻近腹下神经和腰骶丛，在盆腔左后侧，髋臼和梨状肌之间见边界清晰的病灶（箭头）；（a～c）第一次检查，（d～f）第二次检查，两者比较病灶增大；$T_2WI$ 表现为低信号（与 d 相比），（b，c，e，f）$T_1WI$ 表现为高信号；（a～f）横断面；（*）左侧卵巢子宫内膜异位囊肿

### 4.3.3.3　临床表现

患者的主要症状为疼痛。根据病灶与神经的关系，疼痛有不同的表现，疼痛强度可以放大，并放射至骶骨、腰椎和下肢区域。通常坐骨神经痛是周期性的，发生在月经期，在月经前 1～2 天或月经期第 1 天为甚。疼痛剧烈，呈渐进性和持续性，严重时伴有运动障碍。重视早诊断、早治疗，避免永久性神经损伤[62]。

### 4.3.3.4　MRI 和腹腔镜检查的表现

当怀疑神经受累时，通过 MRI 了解盆腔中的神经解剖和走行非常重要。MRI 可以观察到两种类型的病灶，具体如下：

（1）不规则或刺突状结节，在盆腔的神经走行或其累及的区域。

1）宫骶韧带两侧病灶的广泛累及，从宫颈段向下浸润至阴道旁组织，邻近腹下神经和下腹下丛（图 4.157）。

2）宫骶韧带两侧病灶的广泛累及，包括骶段，靠近骶神经根（图 4.158）。

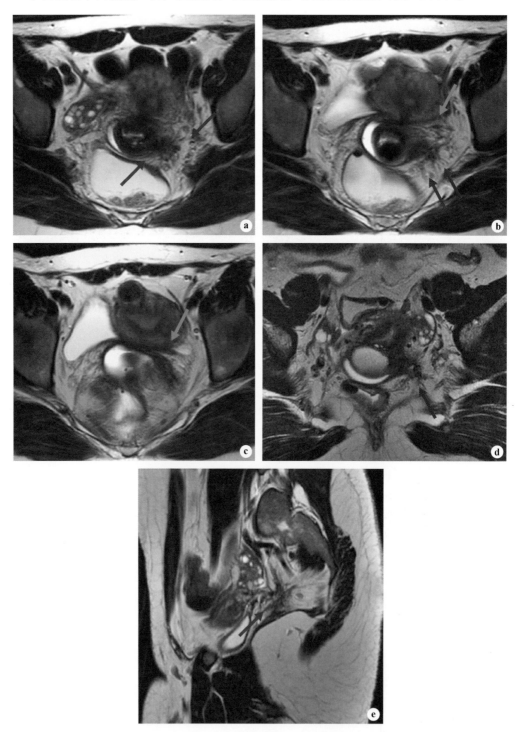

图 4.157　病灶广泛累及左侧宫骶韧带外侧，从宫颈段浸润至阴道旁组织，靠近腹下神经和下腹下丛（红色箭头）；未累及输尿管（绿色箭头）；（a～e）T₂WI；（a～c）横断面；（d）冠状斜面；（e）矢状面

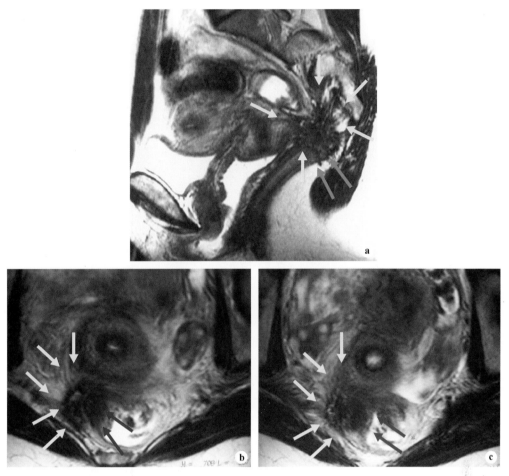

图 4.158　病灶广泛累及右侧宫骶韧带外侧骶段（黄色箭头），靠近骶神经根；韧带病灶形成不规则结节，并累及直肠（b，c 中红色箭头），邻近肛提肌（a 中绿色箭头）；（a～c）T₂WI；（a）矢状面；（b，c）横断面

3）后盆腔病灶，累及阴道旁组织及下腹下丛（图 4.159）。

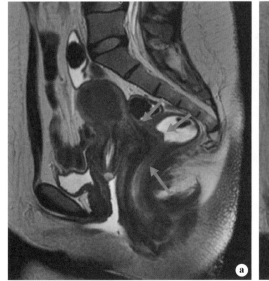
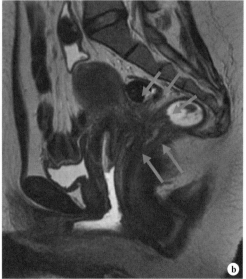

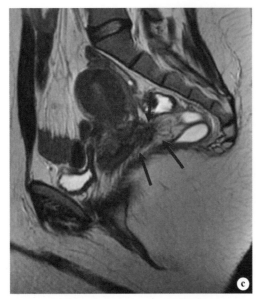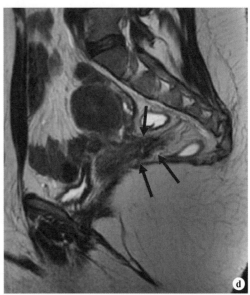

图 4.159　直肠阴道隔 DIE（a，b 中蓝色箭头）浸润至阴道旁组织（c，d 中红色箭头）；（a，b）累及
直肠和阴道；（a～d）T₂WI，矢状面

4）前盆腔外侧病灶，靠近输尿管远端，毗邻膀胱三角区，以下腹下丛外侧干为参考点（图 4.160）。

5）这类病灶的信号强度与后盆腔所描述的其他病灶相似，以纤维化为主，缺乏腺体组织。

（2）异位囊肿样囊性病灶，含陈旧性血液，$T_2WI$ 呈低信号，$T_1WI$ 呈高信号，有低信号环影（由肉芽组织和含铁血黄素的巨噬细胞组成的纤维包膜），增强扫描无强化（图 4.156）。

鉴别诊断包括神经源性良性肿瘤（神经鞘瘤和神经纤维瘤），它们在 $T_1WI$ 和 $T_2WI$ 上表现为中等信号，增强扫描后信号强化[62]（图 4.161）。

尽管腹腔镜和 MRI 能很好地识别 DIE，但是疾病的严重程度与疼痛的严重程度并不一致。示踪成像技术、病理学检查和通过 MRI 评估神经完整性可以识别骶神经的显微结构异常，这些可能是理解这一现象的基础[63]。

### 4.3.3.5　治疗建议

盆腔神经的支配较为复杂，避免神经的损伤是决定 DIE 手术成功与否的重要因素之一。盆腔神经损伤可导致尿失禁、尿潴留和排便困难。因此，神经分离术成为患者保留膀胱功能、排便功能和性功能的必要方式。

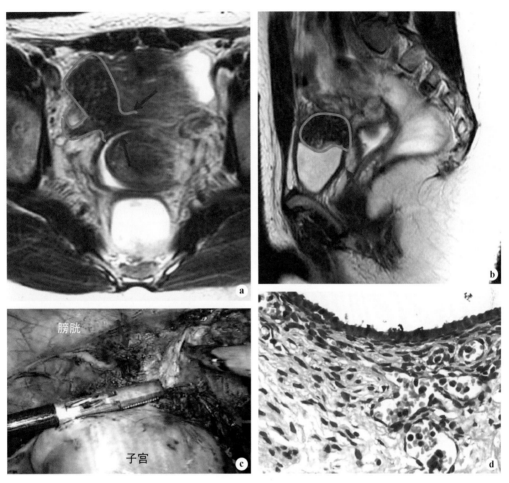

图 4.160　（a，b）病灶（红色箭头）位于前盆腔右侧（蓝线区域），靠近输尿管远端，毗邻膀胱三角区，T$_2$WI；（a）横断面；（b）矢状面；（c）腹腔镜下切除位于膀胱顶部和膀胱周围间隙的异位病灶；（d）显微镜下（400×）示子宫内膜异位症病灶与扩张的毛细血管

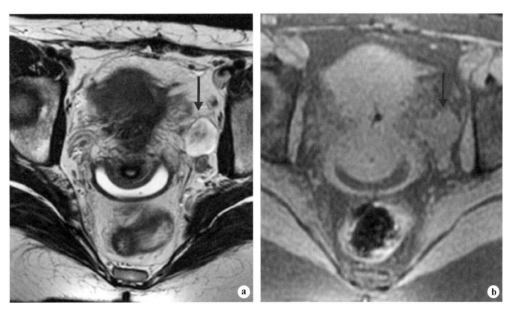

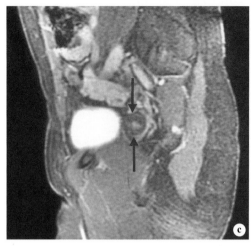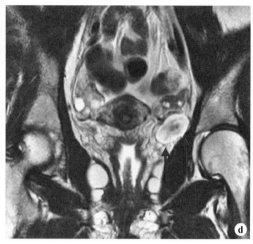

图 4.161　左侧腹膜外良性神经源性肿瘤（箭头）；边界清晰的卵圆形结节，位于左侧附件下方，宫旁组织和盆侧壁之间，（a，d）T$_2$WI 呈高信号，（b）T$_1$WI 呈中等信号，（c）增强后信号强化；（a，b）横断面；（c）矢状面；（d）冠状面

## 4.3.4　盆底

### 4.3.4.1　解剖

盆底是由多层肌肉和筋膜组成的复杂综合系统，为盆腔脏器提供主动和被动的支持作用。固定于骨盆的肌肉、筋膜和韧带构成了支撑结构，筋膜和韧带提供了被动支持，而肌肉尤其是肛提肌，提供了主动支持。

盆底由三层组织构成，从上至下依次为盆筋膜、盆膈和泌尿生殖膈。

盆筋膜是一层精细而特殊的结构，由致密的结缔组织形成，环绕和支撑着盆腔脏器，它将腹膜下脏器包裹于盆膈中，向外侧附着于骨盆 [35]（图 4.162）。

盆筋膜分为以下结构：①耻骨宫颈筋膜，位于膀胱和阴道之间；②直肠阴道筋膜，位于阴道和直肠之间；③主韧带，将宫颈固定于盆侧壁；④处于阴道水平的阴道旁组织，从阴道延伸到盆侧壁；⑤腱弓，为外侧增厚的筋膜 [37]。主韧带和阴道旁组织在侧盆腔部分DIE 治疗的章节中描述。

耻骨宫颈筋膜为横向层面，从耻骨延伸到宫颈，包括膀胱、尿道和阴道，从宫颈周围环到泌尿生殖三角区的会阴膜（图 4.162）。

直肠阴道筋膜是附着于直肠下段前壁和阴道后壁的脏层筋膜，由主韧带和宫骶韧带牵拉，远端连接于会阴体，外侧由腱弓牵拉固定于坐骨，支撑后盆腔。筋膜与直肠之间为直肠阴道间隙和直肠周围间隙，是解剖分离的重要平面 [35]。

主韧带与宫骶韧带、宫颈周围环共同构成子宫和阴道上 1/3 的重要而复杂的支持结构（图 4.163），韧带为筋膜的增厚区 [35]。

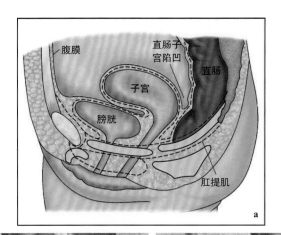

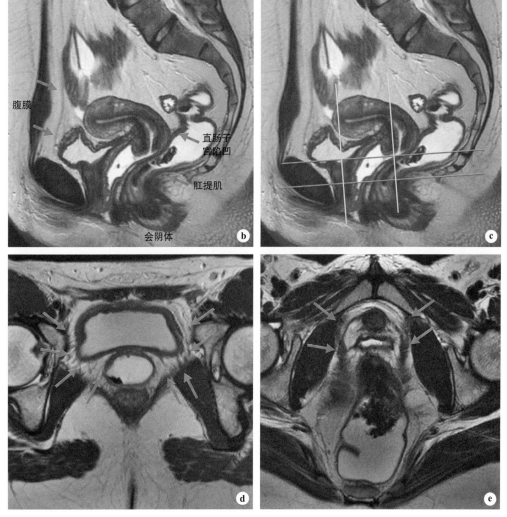

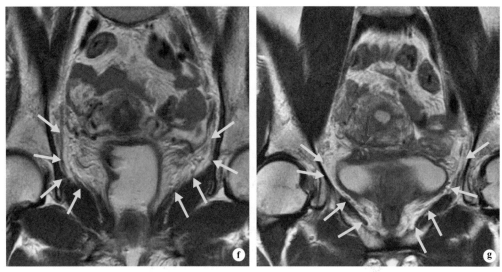

图 4.162　盆筋膜

由致密结缔组织（虚线）形成，覆盖腹膜下脏器，向下延伸至盆膈（肛提肌和会阴体），向外侧附着于骨盆（箭头）；
（b, d～g）T$_2$WI 呈高信号；（a）示意图；（b, c）矢状面；（c）横断面和冠状面的参考平面；（d, e）横断面（耻骨宫颈筋膜平面）；
（f）冠状面（宫颈和阴道平面的筋膜）；（g）冠状面（尿道和膀胱平面的筋膜），膀胱 DIE（红色箭头）；T$_2$WI

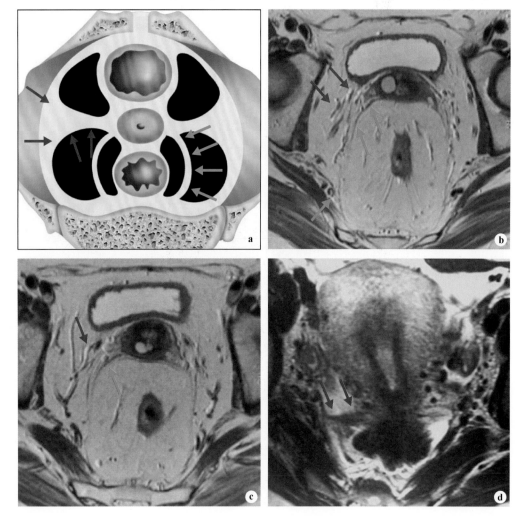

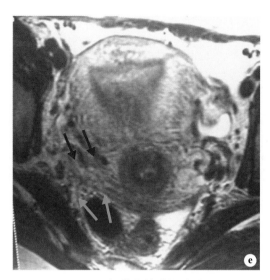

**图 4.163　韧带为筋膜的增厚区**

（a～e）宫骶韧带（绿色箭头）和主韧带（红色箭头）形成了宫颈周围环，是子宫和阴道上 1/3 的支撑结构；（a）主韧带与两侧侧盆壁筋膜融合，宫骶韧带与骶前筋膜融合（图片源自 Ferdelle MP, et al. Diagnostic and Surgical Imaging Anatomy. Chest，Abdomen，Pelvis. Lippincott Williams & Wilkins，2006，85-86.）；（b～e）T$_2$WI，横断面

盆膈包括肛提肌和尾骨肌，这些肌肉在 MRI 上容易识别，在此重点描述肛提肌。

肛提肌为盆膈的主要肌群，闭合泌尿生殖器之间的间隙，维持盆腔的持续张力。它起于耻骨及肛提肌腱弓外侧，其功能复杂。根据附着部位，其分为耻骨直肠肌、耻尾肌和髂尾肌[64]（图 4.164）。

耻骨直肠肌和耻尾肌起于耻骨盆面，呈 "U" 形，围绕尿道、阴道、直肠和肛管。耻骨直肠肌包绕直肠和肛管交界处，悬吊并固定直肠。耻尾肌部分较粗，呈 "Y" 形，止于尾骨（提肌板）。其对盆腔脏器有坚强的支持作用，维持排便节制，并且很少受到子宫内膜异位症的影响[35]（图 4.164 和图 4.165）。

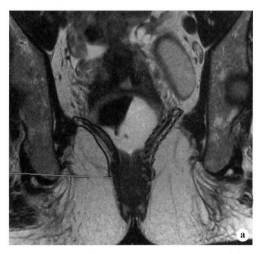
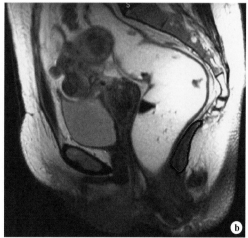

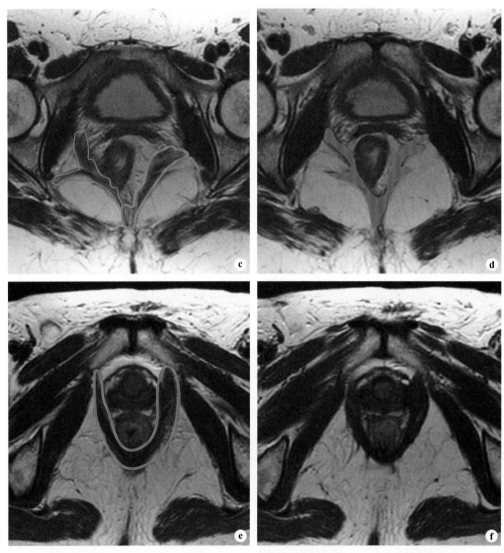

图 4.164　肛提肌是盆膈的主要肌肉，根据附着部位，其分为耻骨直肠肌、耻尾肌和髂尾肌（a，b 中紫色轮廓）；（c，d）髂尾肌，蓝色轮廓；（e，f）耻骨直肠肌，蓝色轮廓；（a～c）T$_2$WI；（a）冠状面；（b）矢状面；（c～f）横断面

　　髂尾肌通常不运动，位于耻尾肌上方，起于盆侧壁的肛提肌腱弓，随后延伸至直肠（图 4.164 和图 4.165）。

　　在子宫内膜异位症进展中，盆膈的结构非常重要（如提肌板），都是盆底最受影响的部位。

　　泌尿生殖膈位于骨盆出口前部，附着于会阴体和肛门外括约肌，在耻骨弓和会阴体后侧之间形成三角形结构，由会阴深横肌和尿道阴道括约肌组成（图 4.166 和表 4.11）。

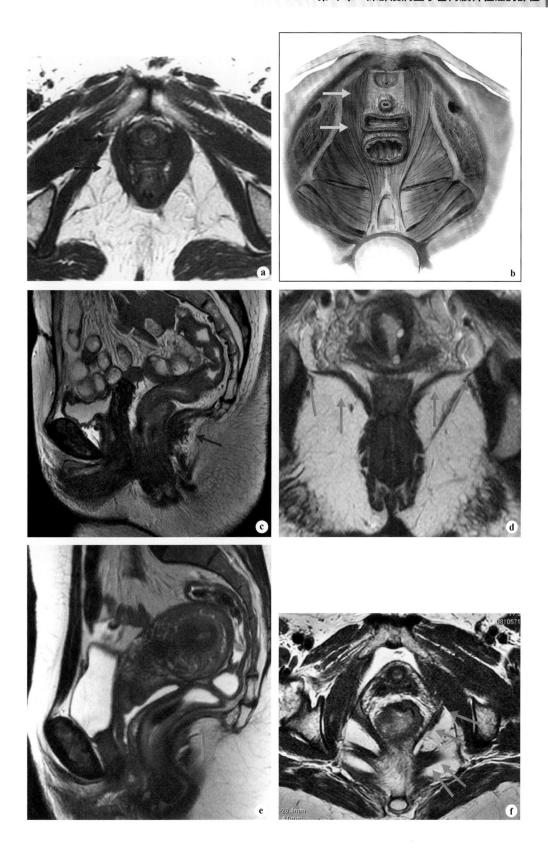

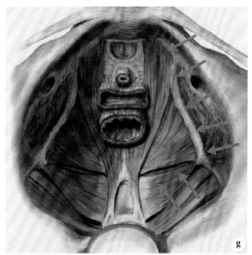
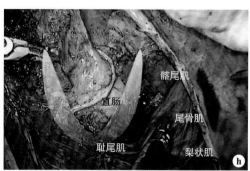

图 4.165　（a，b）肛提肌的耻骨直肠肌和耻尾肌（a，b 中箭头和 h 中阴影部分），呈"U"形，包绕尿道、阴道、直肠和肛管；（d）冠状面、（e）矢状面和（f）横断面中容易识别髂尾肌，T₂WI；髂尾肌呈扇形（f，g 中箭头），向后附着于肛提肌（e 中箭头）；（a，c～f）T₂WI；（a，d）横断面；（c，e）矢状面；（b，g）示意图；（h）腹腔镜下解剖盆底后见肛提肌及梨状肌

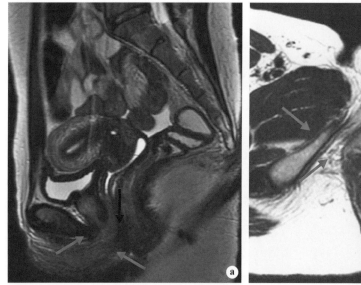
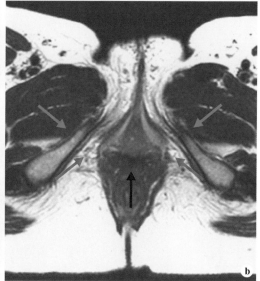

图 4.166　（a）泌尿生殖膈（蓝色箭头）位于骨盆出口前部，会阴体（红色箭头）和肛门外括约肌的前方；（b）耻骨弓（绿色箭头）和会阴体后侧（红色箭头）之间的三角形结构；会阴切开术后瘢痕可能受 DIE 的影响；（a，b）T₂WI；（a）矢状面；（b）横断面

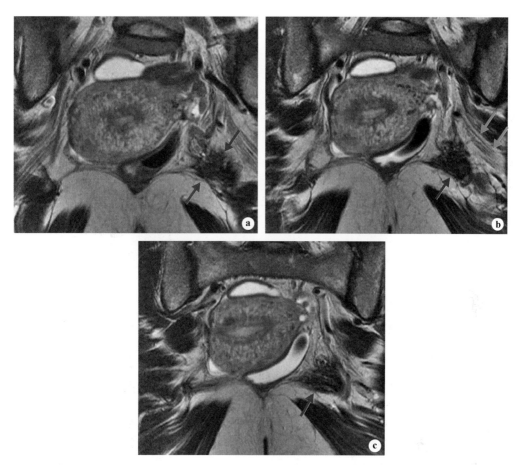

图 4.170　左侧肛提肌外侧受累；病变呈浸润性生长，以纤维化为主，侵犯髂尾肌（箭头），靠近盆侧壁、
　　　　　骶丛和坐骨神经（b 中绿色箭头）；（a ～ c）T$_2$WI，冠状面

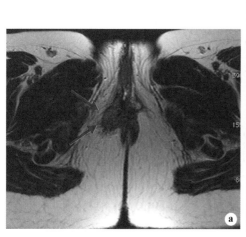

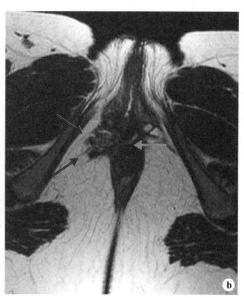

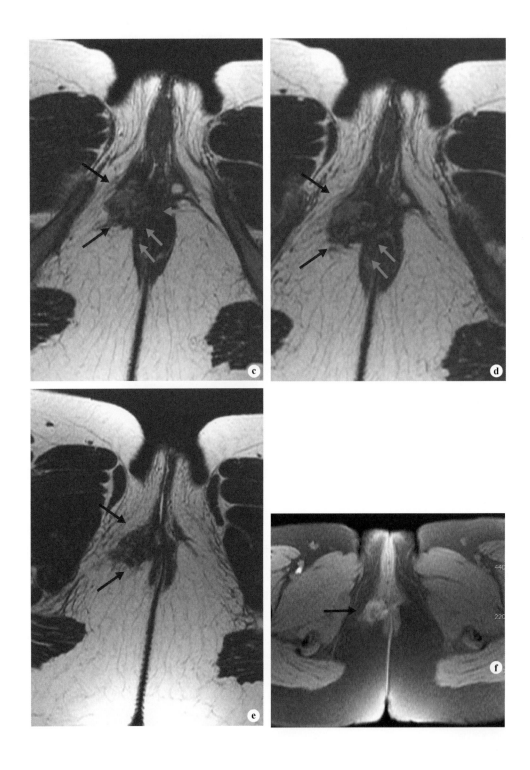

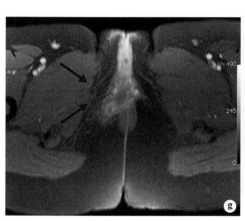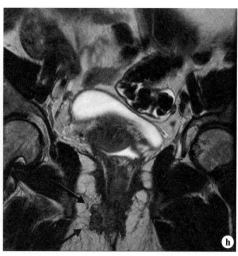

图 4.171 会阴切开术后泌尿生殖膈病灶（红色箭头）；浸润性病灶 $T_2WI$ 呈稍高信号伴出血灶 [（f）$T_1WI$ 呈高信号]，（g）增强扫描强化，位于泌尿生殖膈右侧，累及会阴体（蓝色箭头）和肛门外括约肌（绿色箭头）；（a～e，h）$T_2WI$；（f）抑脂 $T_1WI$；（g）增强扫描；（a～g）横断面；（h）冠状面

### 4.3.4.3 临床表现

据文献描述，肛提肌综合征为盆底区域疼痛的结果，但人们对此综合征的了解甚少，以排便痛为特征，诊断需排除与慢性肛周疼痛相关的疾病。

临床症状没有特异性，分娩时所致会阴瘢痕的周期性疼痛与子宫内膜异位症有关，月经期会阴疼痛加剧。

### 4.3.4.4 治疗建议

盆底有重要结构，特别是神经分布复杂，切除盆底的病灶需要分离盆腔的间隙，这使手术的复杂性及难度增加。为减少会阴切开术后瘢痕子宫内膜异位症的复发，需要彻底切除病灶，必要时可能需切除部分肛门外括约肌[31]。

## 4.3.5 卵巢窝

本节只描述卵巢窝 DIE，这些病灶可能来自于卵巢子宫内膜异位囊肿的接触面。由于卵巢型子宫内膜异位症复杂多样，通常在 DIE 之外进行单独研究，故不在本书中讨论。

### 4.3.5.1 解剖

卵巢窝是盆腔两侧阔韧带后壁腹膜形成的浅凹，上至髂外动脉，前为阔韧带和输卵管系膜，下至输尿管和髂内动脉[65]（图 4.172）。

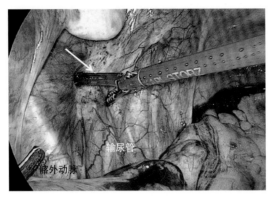

图 4.172　腹腔镜下见卵巢窝病灶；位于盆腔侧后方，上至髂外动脉，前为阔韧带和输卵管系膜，下至输尿管和髂内动脉

### 4.3.5.2　子宫内膜异位症的常见表现

卵巢浅表出血和子宫内膜异位囊肿常累及卵巢窝，导致输卵管和卵巢与盆侧壁、宫旁组织、宫骶韧带及左侧乙状结肠粘连，引起附件移位、韧带缩短及肠管挛缩（图 4.173）。

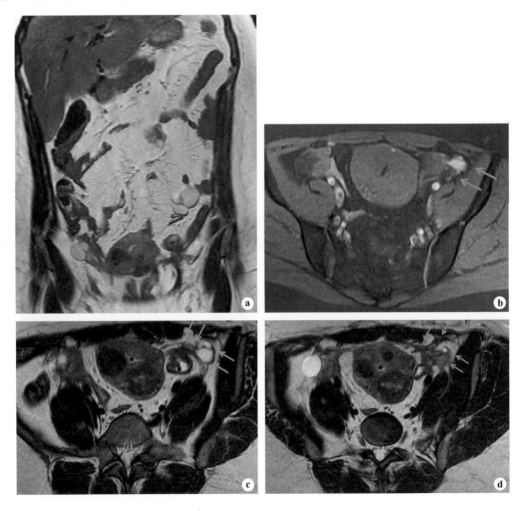

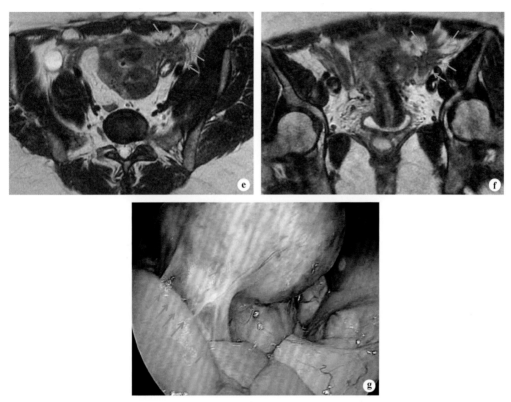

图 4.173　左侧卵巢窝处，DIE（b～d 中箭头）累及输卵管和卵巢，使附件粘连、移位，同时累及降结肠、乙状结肠、结肠旁沟和圆韧带（b，e～g 中箭头）；（a，c～f）T$_2$WI；（b）抑脂 T$_1$WI，横断面（有出血）；（a）腹盆部冠状面；（c～e）短轴冠状面；（f）长轴冠状面；（g）腹腔镜下见盆腔广泛粘连，左侧卵巢窝粘连包裹（箭头）

病灶浸润的过程一般先浅表地累及卵巢窝腹膜，随后进展为浸润超过 5mm 的 DIE[66]。病灶可以向外侧延伸至结肠旁沟，上至乙状结肠，下达宫旁组织（图 4.174）。

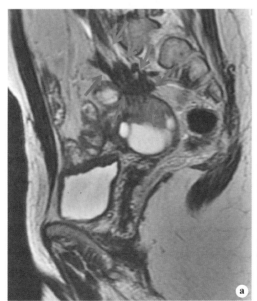
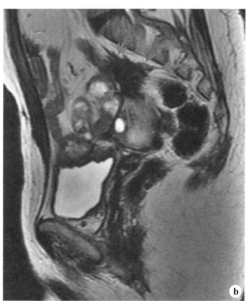

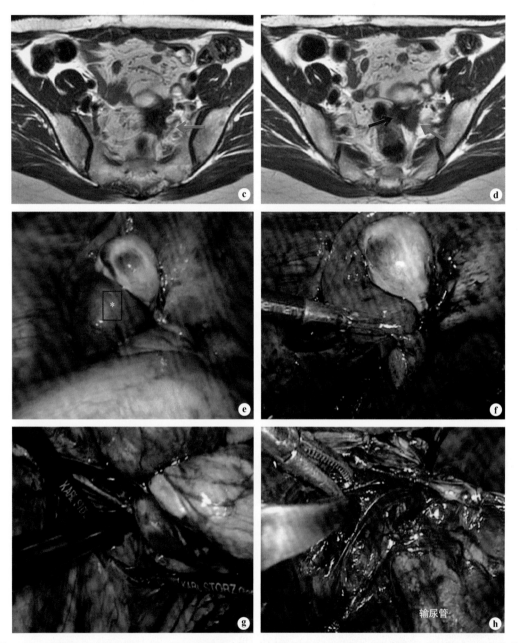

**图 4.174** 左侧附件病灶浸润生长，累及卵巢窝，T$_2$WI 呈低信号（蓝色箭头），累及乙状结肠（d 中红色箭头），毗邻输尿管（a 中绿色箭头）、血管及骶前神经；（a，b）矢状面；（c，d）横断面；（e～h）腹腔镜所示；（e）左侧卵巢窝病灶；（f～h）切除病灶，游离输尿管

### 4.3.5.3　临床表现

　　通常单个卵巢子宫内膜异位囊肿没有症状。当此类患者出现严重的疼痛时，通常提示 DIE 和粘连的存在。对这些患者病灶的浸润范围和严重程度的估计不足，是导致手术不彻底的主要原因之一 [33]，因此有必要系统地分析 MR 图像。

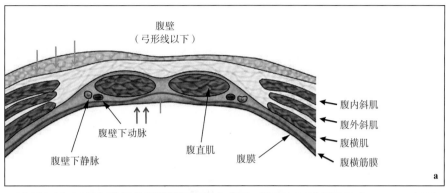

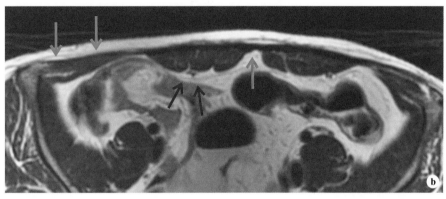

图 4.179　前腹壁各层示意图：皮肤和皮下组织，腹直肌前鞘（覆盖肌层的筋膜前层，白色区域，内侧）；肌层（中间为腹直肌，两侧为腹内斜肌、腹外斜肌及腹横肌，绿色箭头）；腹白线（蓝色箭头）； 腹直肌后鞘（肌层下方的横筋膜）；包含脂肪和结缔组织的腹膜前间隙（红色箭头）；（b）T$_2$WI，横断面

有学者认为其发生原因是医源性因素使异位内膜细胞种植在腹壁瘢痕组织，由于瘢痕组织的免疫缺陷，种植的内膜细胞在局部生长。因此，盆腔手术史是腹壁子宫内膜异位症的主要危险因素，有剖宫产史患者其发生率约为 0.05%，有微创手术史患者约为 1.6%，有子宫切除术史患者约为 1%[67, 70]。

当然，还有一些罕见的自发性腹壁子宫内膜异位症病例，如脐部瘢痕。

腹壁子宫内膜异位症主要累及肌层和筋膜层，一般不会进入盆腔。此外，这些患者盆腔子宫内膜异位症的发病率通常较低，约为 13%（图 4.180）[26, 71]。

脐部结节的鉴别诊断包括转移瘤、脐疝、原发性癌结节、肉芽肿（化脓性或异物肉芽肿）和脐尿管囊肿。当脐部结节考虑为转移瘤时，它被称为玛丽·约瑟夫结节（Sister Mary Joseph nodule，SMJN）[72]。

腹壁其他部位结节的鉴别诊断包括术后瘢痕纤维化、纤维瘤和少见的转移或原发的结节性病灶（图 3.16）。

#### 4.4.1.3　临床表现

临床症状一般出现在手术后数周至数年后，平均时间为 30 个月左右。与月经相关的周期性疼痛是一个重要的诊断标准，但仅 25% 的病例出现此症状[26]。

约 96% 的患者可触及明显的结节病灶，脐部瘢痕病灶则肉眼可见[71]。

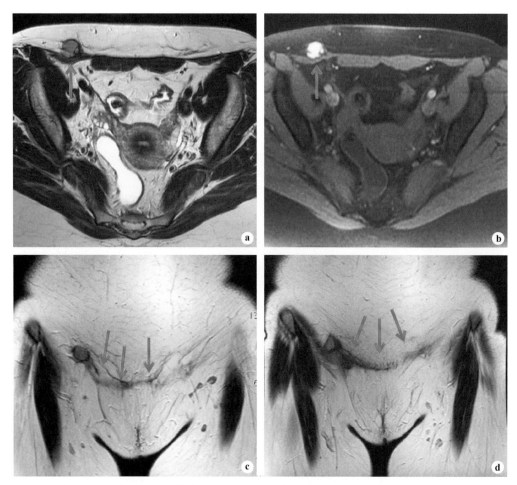

图 4.180　皮下组织、右侧腹斜肌筋膜的 EMs；（a，b）病灶向下浸润至肌层（箭头），但未进入盆腔；（c，d）箭头所示为剖宫产腹壁切口瘢痕部位；（a，c，d）T$_2$WI；（b）T$_1$WI；（a，b）横断面；（c，d）冠状面

### 4.4.1.4　MRI 和术中所见

MRI 扫描部位定位在前腹壁，在临床可疑区域最好予以皮肤标记（图 2.8）。扫描时嘱患者屏住呼吸，减少呼吸伪影对图像的影响，以提高对病灶范围的识别和分析。

由于可能存在多发性病灶，故需要较大的视野。具体操作细节参见检查方法部分（图 2.9 和图 2.10）。

根据病灶的大小和形态学表现，可分为以下类型：

（1）出血灶或临床检查发现的小结节：界线不清，为信号不均匀的浸润性结节，T$_1$WI 以低信号为主，其内见出血所致的微小高信号灶（图 4.181）。

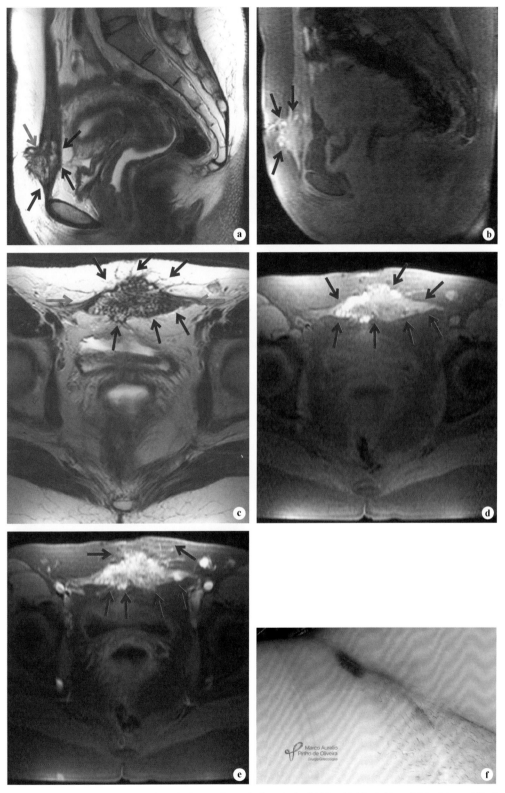

图 4.181 剖宫产腹壁切口瘢痕病灶向皮下组织、腹直肌和腹膜前间隙浸润生长，边界不清，不均质；
（a，c）T₂WI 主要呈低信号，异位内膜组织为多灶性高信号灶；（b，d）T₁WI 呈高信号出血灶；
（e）T₁WI 增强扫描；（a，b）矢状面；（c～e）横断面；（f）腹壁病灶肉眼观

　　当病灶＜ 1cm，需要行抑脂 $T_1WI$。当病灶 $T_1WI$ 呈均质低信号时，诊断很困难，需要增强扫描来协助诊断。这些病例术后组织纤维化和纤维瘤的鉴别诊断也很棘手，结合临床所见有助于子宫内膜异位症的诊断（图 2.10 和图 3.16 ）。另一种检查方法为磁敏感加权成像（susceptibility weighted imaging，SWI），是近年来新开发的磁共振对比增强成像技术，该技术能够更敏感地显示异位内膜病灶中出血性物质（如含铁血黄素）引起的信号空白。

　　（2）囊内出血（子宫内膜异位囊肿）：由于囊内出血，病灶表现为混合信号。当新鲜出血时，$T_1WI$ 和 $T_2WI$ 主要呈高信号，当陈旧性出血时，$T_1WI$ 呈高信号，$T_2WI$ 呈低信号，其图像与卵巢子宫内膜异位囊肿相似（图 4.182 ）。

　　（3）实性肿块：这类病灶中出血灶很少见，为以纤维化为主的浸润性病灶，$T_2WI$ 呈低信号，$T_1WI$ 呈中等信号，增强扫描后信号强化（图 4.183 ）。若病灶较大，其内无出血，难以与纤维瘤进行鉴别。

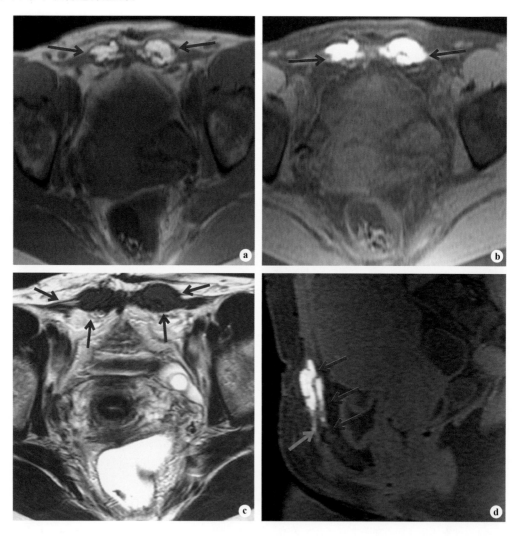

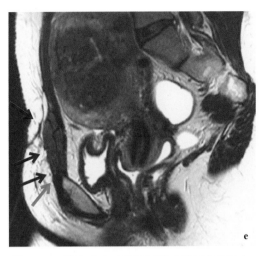

**图 4.182　囊内出血（腹壁子宫内膜异位囊肿）**

病灶囊性出血呈混合信号；（a, b, d）T₁WI 主要呈高信号；（c, e）陈旧性出血，T₂WI 呈低信号；（d, e）病灶累及双侧腹直
肌，浸润至耻骨联合（蓝色箭头）；（a～c）横断面；（d～e）矢状面

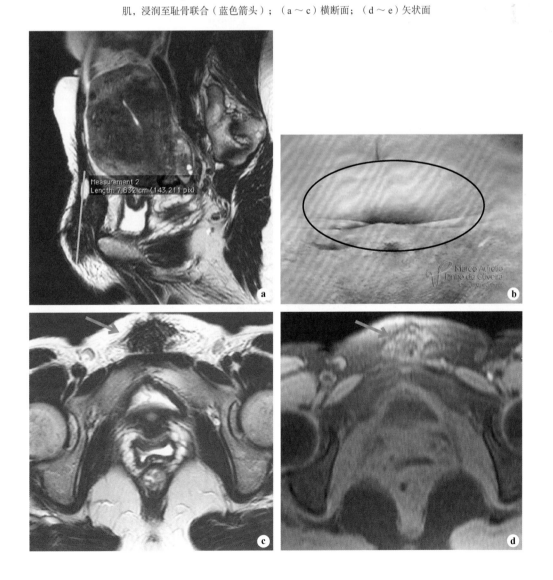

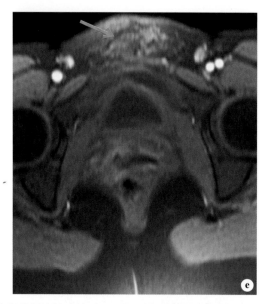

图 4.183　从皮肤到腹直肌的浸润性病灶（7cm），累及耻骨联合下方的皮下组织，以纤维化为主；
（a）T$_2$WI 呈低信号；（d）T$_1$WI 呈中等信号；（e）T$_1$WI 增强扫描呈不均匀强化；（a）矢状面；
（c～e）横断面；（b）腹壁病灶肉眼观

（4）混合性病灶：通常病灶较大，其内有纤维化灶和囊内出血灶。

　　放射科医生要详细解读腹壁子宫内膜异位症的 MRI 特征，因为这将直接影响手术医生对手术方式的选择（表 4.13）。

表 4.13　腹壁病灶的特征

| 病灶范围（各个径线） | 确定是否需要腹壁网片修补 |
| --- | --- |
| 腹壁的浸润深度 | 病灶是否累及腹膜前间隙，对手术的复杂程度、是否需要腹壁网片修补及进入盆腔的路径具有指导作用 |
| 毗邻的解剖结构 | 手术切除病灶的参考点，如耻骨联合和髂嵴，特别是没有临床症状的病灶 |

### 4.4.1.5　治疗建议

　　由于异位病灶存在沿穿刺针道种植的风险，应避免对这类病灶进行经皮穿刺和活检。为避免术后复发，手术应该尽量完整切除肿块，使切缘无病灶残留。根据病灶的大小和浸润深度决定是否需要腹壁网片修补。

## 4.4.2　腹股沟和努克管

### 4.4.2.1　解剖

　　努克管又称为努克憩室、腹膜鞘突，是阴道发育过程的胚胎残留结构，为壁腹膜向外折叠形成的管状结构，其与圆韧带伴行经腹股沟管穿过腹股沟环，出生后不久闭锁（图 4.184）[26]。

### 4.4.2.2　子宫内膜异位症的常见表现

努克管子宫内膜异位症非常罕见，通常由盆腔子宫内膜异位症沿着圆韧带腹膜内部分延伸至腹股沟管而形成。此外，它可能是单发病灶，开始时盆腔并无受累，由于腹股沟管和腹腔相通，异位内膜组织可以通过腹股沟管种植至努克管，这可能是腹股沟区异位内膜组织种植的途径[24, 73]。根据文献报道，右腹股沟区更易发生子宫内膜异位症[74]。

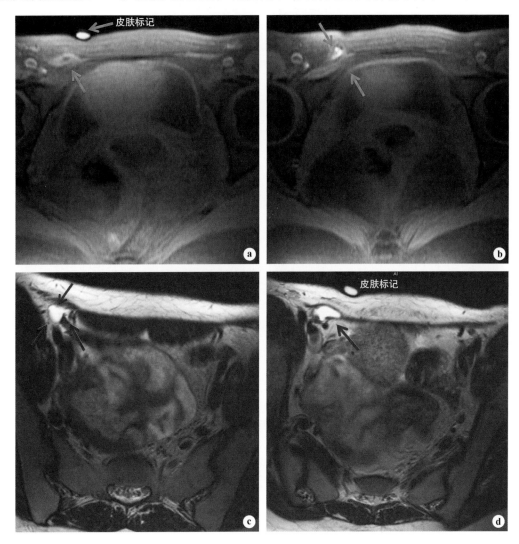

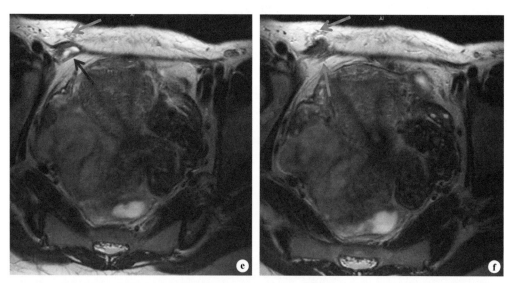

图 4.184　努克管为壁腹膜向外折叠形成的管状结构，其与圆韧带伴行经腹股沟管穿过腹股沟环；（c～e）T$_2$WI 呈高信号，右侧管状结构内的液暗区与腹股沟 EMs 相关（皮肤标记和蓝色箭头）；（a，b）T$_1$WI，横断面；（c～f）T$_2$WI，长轴冠状面

### 4.4.2.3　MRI 和术中所见

病灶的表现多种多样，最常见的是实性浸润性病灶，以纤维化为主，T$_2$WI 呈低信号，异位内膜组织 T$_2$WI 呈高信号，出血灶 T$_1$WI 和 T$_2$WI 均呈高信号。通常增强扫描呈中度强化（图 4.185）。

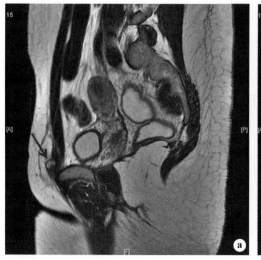
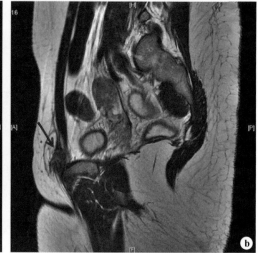

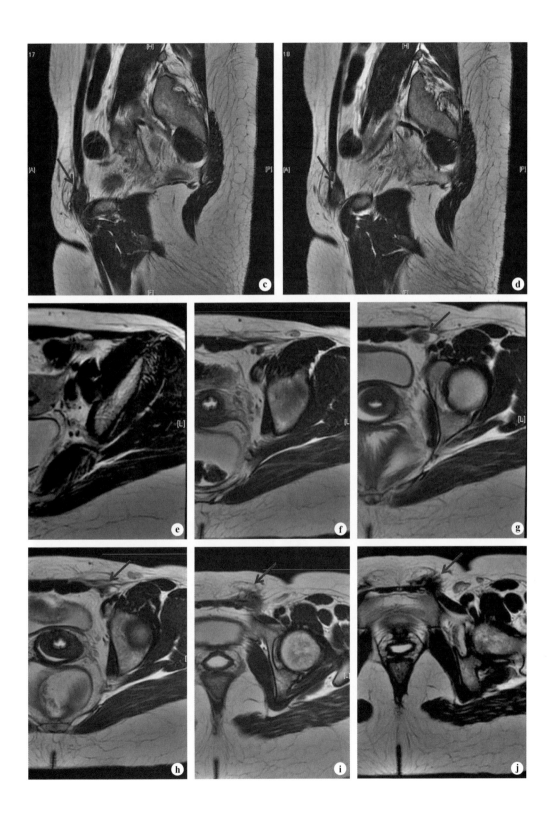

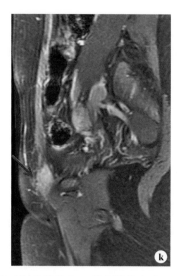

图 4.185　努克管的实性浸润性病灶（红色箭头），以纤维化为主；（a～j）T₂WI 呈低信号，异位内膜
　　　　组织抑脂 T₁WI 呈高信号；（k）增强扫描呈中度强化；（a～d，k）矢状面；（e～j）横断面

　　由于病灶内反复出血，MRI 可见多房囊性混合病灶，需要与努克管鞘膜积液、腹股沟
疝、脓肿及血肿等进行鉴别。通常鞘膜积液表现为非出血性的囊肿，可根据其与腹腔的关
系识别（图 4.186）[73]。

### 4.4.2.4　治疗建议

　　治疗方法与腹壁子宫内膜异位症相似，为避免复发，手术中尽量完整切除病灶，切缘
无病灶残留，必要时需要使用腹壁网片修补。

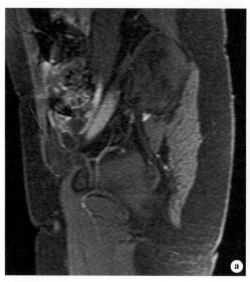

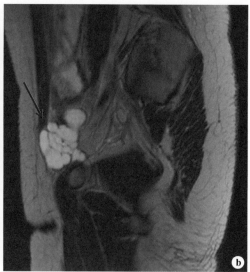

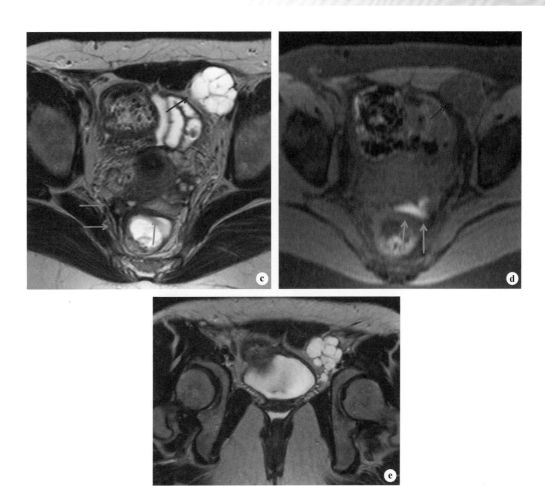

图 4.186  努克管囊肿（红色箭头），（a）T$_1$WI 增强扫描后囊壁和囊内间隔强化；（b，c，e）T$_2$WI 呈高信号；（d）T$_1$WI 呈低信号；（a，b）矢状面；（c，d）横断面；（e）短轴冠状面；后盆腔内血性液体（c，d 中绿色箭头）；右侧宫骶韧带和直肠的术后改变（c 中蓝色箭头）

# 4.5  阑尾、盲肠和回肠末端

## 4.5.1  解剖

盲肠是大肠的起始部，位于右侧髂窝。阑尾是附属于盲肠的一段肠管，形似蚯蚓，其根部附于盲肠后壁的回盲交界处下方约 2cm 处，管腔狭窄，尖端为游离的盲端，位置不固定，长度为 2 ～ 20cm 不等（平均长度为 2 ～ 9cm）[75]。

## 4.5.2  子宫内膜异位症的常见表现

肠道 DIE 是指病灶累及肠管固有肌层。有肠外浸润性病灶的患者高达 45.4%，从小肠到肛缘均可受累[76]。肠道子宫内膜异位症的发病率比所预期的更高，最容易累及的部位是直肠和乙状结肠（72%），其次是小肠（7%）、盲肠（4%）和阑尾（3%）[76]。

与克罗恩病一样，肠道子宫内膜异位症可以在结肠和小肠上出现多个节段性病灶，病灶之间的肠管正常。

异位内膜通常种植在肠管浆膜层，当向深部浸润时，可穿透肌层，异位病灶周围的平滑肌增生、肥大，最终导致肠壁增厚和纤维化[77]（图 4.187）。

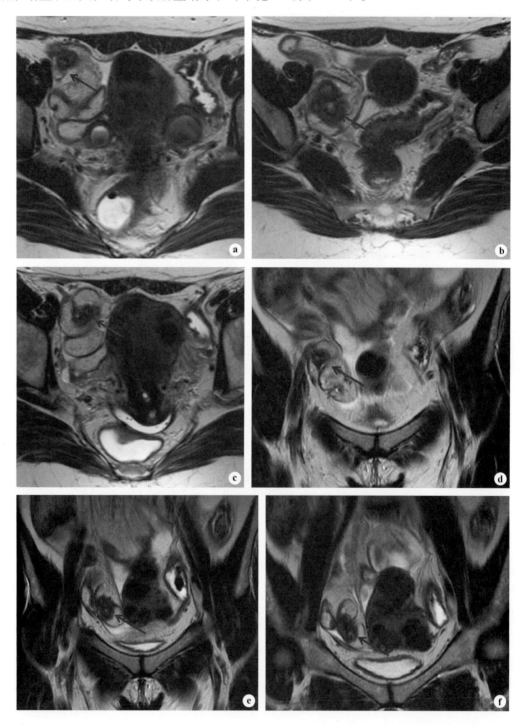

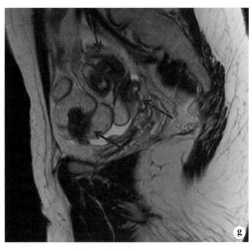
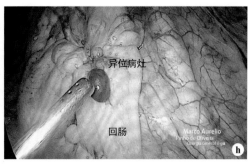

图 4.187 小肠 EMs

回肠有 3 个节段病灶，分布于正常肠管之间，病灶浸润肌层，导致肠壁增厚（红色箭头）；（a～g）T₂WI；（a～c）横断面；（d～f）冠状面；（g）矢状面；（h）腹腔镜下见回肠上病灶；（a）双侧卵巢子宫内膜异位囊肿和子宫肌瘤；（b）乙状结肠 EMs

由于异位内膜是沿黏膜外层种植，很少浸润至黏膜层[28]，但黏膜层一旦受累，患者可出现与月经相关的周期性便血。

受累肠管的病灶多不对称，主要累及肠系膜游离面，使肠袢之间粘连和折叠。同时周期性出血引起的炎症反应导致肠粘连和肠狭窄，甚至肠梗阻[28]（图 4.188）。

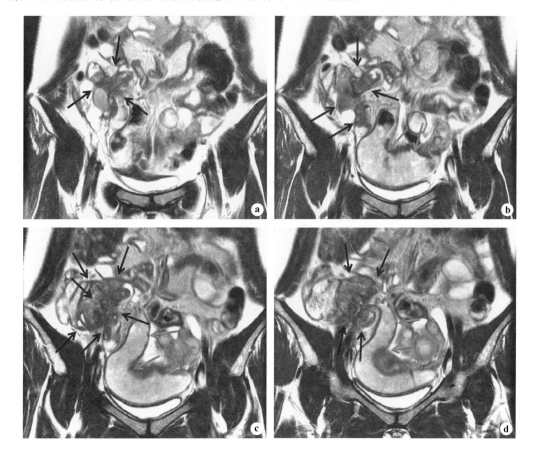

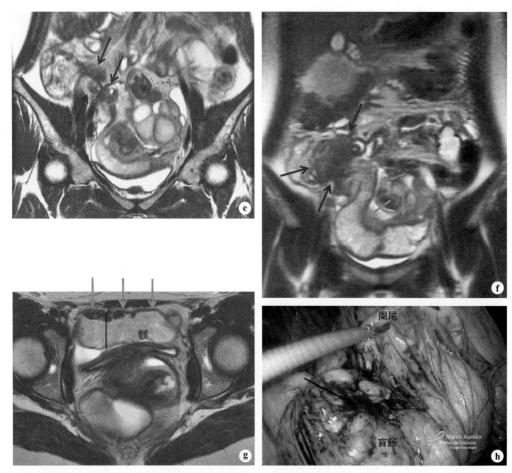

图 4.188 回盲瓣，尤其是盲肠不对称受累（红色箭头），导致肠壁增厚、肠管粘连扭曲、肠袢折叠、肠狭窄，使狭窄上方肠腔扩张（a～e 中蓝色箭头）和肠梗阻（g 中蓝色箭头）；（a～g）T$_2$WI；（a～f）冠状面；（g）横断面；（h）腹腔镜下见回盲部病灶

鉴别诊断的疾病主要有克罗恩病、结核性肠炎、类癌、小肠淋巴瘤和肠白塞病[78]。

### 4.5.3　临床表现

如果病灶仅累及肠道，患者可能不会出现慢性盆腔疼痛和痛经等临床症状。此外，浅表的肠道子宫内膜异位症可能无症状。

肠道子宫内膜异位症的临床表现没有特异性，表现为间断性或持续性腹痛、血性腹泻、直肠出血和便秘等[79]。症状进行性加重时可出现严重的并发症，如肠梗阻和肠穿孔[80]。

虽然肠道子宫内膜异位症不常见，但当育龄期女性出现相关临床症状时，应引起重视，注意鉴别诊断。

### 4.5.4　MRI 和腹腔镜检查的表现

由于结肠和小肠可能出现多发的异位病灶，因此对所有可能受累的部位，尤其是直肠、乙状结肠、盲肠、阑尾和回肠，都应进行系统的放射影像学评估。

检查时要包括右髂窝，必要时需行腹部 MRI。某些情况下，当盆腔 MRI 扫描到右髂窝时，可以观察盲肠和盲肠周围的病变。盲肠通常位于前盆腔，后盆腔少见（图 4.189）。

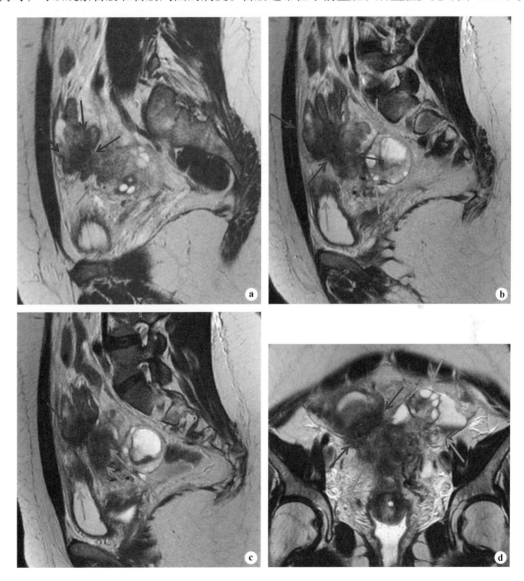

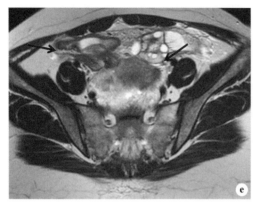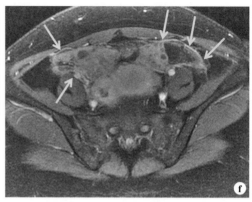

图 4.189　（a～d）盲肠和阑尾受累（红色箭头），病灶累及前盆腔的膀胱、子宫肌层及圆韧带（蓝色箭头）；（b～d）附件与周围组织之间粘连（绿色箭头）；（f）增强后强化的炎性病灶及腹膜增厚（黄色箭头）；（a～e）$T_2WI$；（f）$T_1WI$；（a～c）矢状面；（d）冠状面；（e，f）横断面

　　虽然盲肠、阑尾和回肠的病灶可能是单发的，但 DIE 病灶可能浸润肠壁。因此，MRI 扫描时需要确定前盆腔和右髂窝部位肠段的完整性，以排除深部浸润（图 4.189）。对于浅表型仅累及浆膜层的病灶，如阑尾浆膜层，MRI 可能不容易识别（图 4.190）。肠系膜对侧深部异位病灶可导致肠壁的不对称增厚。虽黏膜层尚完整，但肠袢逐渐粘连和折叠。当累及盲肠，特别是浸润肌层时，导致肠管挛缩和扭曲（图 4.191）。肠粘连和肠壁纤维化而造成肠狭窄的情况并不多见[80]（图 4.188）。通常病灶 $T_2WI$ 呈低信号，$T_1WI$ 呈中等信号，但可能由于异位内膜组织种植，病灶中见出血灶（$T_1$）或囊肿（$T_2$）。

　　阑尾子宫内膜异位症可与黏液囊肿并存，这是炎症使阑尾平滑肌细胞肥大，黏性液体分泌增多，阻塞腺体隐窝，使腔内黏液储留，形成积液囊肿。但是，目前文献仅报道 10 例与子宫内膜异位症相关的阑尾黏液囊肿。阑尾管腔扩张（15mm）时，形成局限性囊性病变，其内蛋白质含量高，$T_1WI$ 呈低信号或中等信号，$T_2WI$ 呈高信号[78, 81]（图 4.191 和图 4.192）。阑尾黏液囊肿附壁结节提示与阑尾黏液囊腺癌有关[78]。

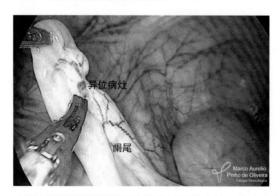

图 4.190　腹腔镜下见阑尾浆膜层有浅表的异位病灶，伴出血灶和充血

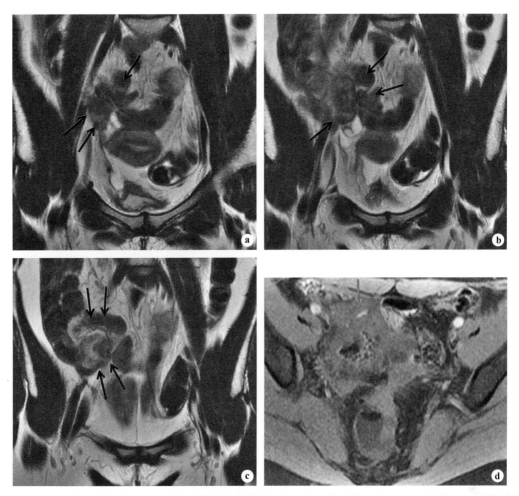

图 4.191　异位病灶浸润盲肠和回盲瓣，导致肠挛缩和扭曲（红色箭头）；（a～c）病灶 T₂WI 呈混合信号，以低信号为主；（b）阑尾黏液囊肿引起管腔扩张（绿色箭头）；（d）T₁WI 呈中等信号，散在出血灶为高信号（蓝色箭头）；（a～c）冠状面；（d）横断面

### 4.5.5　治疗建议

阑尾和盲肠底部的病变不仅引起右下腹慢性疼痛，还有可能使病情加重（如阑尾炎），建议常规手术切除。此外，为了排除类癌或其他类型的肿瘤，必须行阑尾的组织学检查。

回肠末端和盲肠的广泛病变可累及回盲瓣，严重时发生肠梗阻。因此，无论术前评估或术中发现，均应考虑行病灶切除。

阑尾切除后的残端需要缝扎（注意有无阑尾残端套叠）或用吻合器吻合。盲肠底部靠近阑尾的微小病灶也可以用内镜直线切割吻合器切除（盲肠切除术）。

回肠末端和盲肠的广泛病变通常需要行右半结肠切除，并行回肠吻合术。

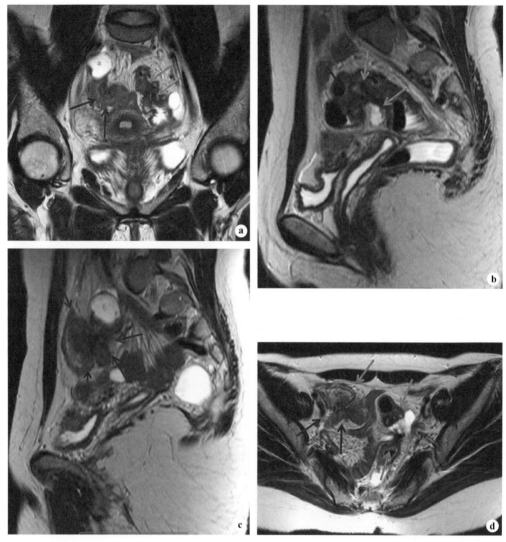

图 4.192　盲肠 EMs（红色箭头），（a，d）导致肠壁增厚、扭曲和挛缩；阑尾扩张，形成盲肠周围囊肿（*）；（b，d）乙状结肠和腹膜 EMs（蓝色箭头）；（a～d）T$_2$WI；（a）冠状面；（b，c）矢状面；（d）横断面

## 4.6　横膈

### 4.6.1　解剖

　　横膈是一层肌肉纤维所构成的圆拱形膈膜，将胸腔与腹腔分隔开。肝表面由腹膜覆盖，壁胸膜覆盖其上表面。

## 4.6.2　子宫内膜异位症的常见表现

横膈子宫内膜异位症罕见，大多数无临床症状。若出现症状通常有肌层深部浸润[82]。

当病灶累及至横膈全层时，病灶可以延伸到胸膜腔，导致肺炎或血胸。目前文献报道，胸腔子宫内膜异位症已超过 100 例[83]。

根据经血逆流学说的发病机制，有活性的异位内膜随腹腔液转运至右侧横膈[82]。

## 4.6.3　临床表现

横膈子宫内膜异位症的临床症状与病灶浸润膈肌的深度相关，包括肩部、上腹部、胸部或躯干右上象限的疼痛，这些与月经相关的周期性疼痛可能为异位病灶浸润生长刺激膈肌所致[84]。

## 4.6.4　MRI 和腹腔镜检查的表现

横膈子宫内膜异位症在 MRI 中表现多样。有时腹腔镜下观察到小的浅表结节或腹膜缺失，但 MRI 不易识别。因此，MRI 检查阴性不能排除子宫内膜异位症。

MRI 中通常发现病灶位于右后膈下区，根据我们的经验，在肝穹隆处及前侧经常有病灶，表现为微结节、结节或斑块，或出现缺损所致局灶性肝膈疝。病灶可以是单发，也可以是多处累及。

MRI 的 $T_1WI$ 和 $T_2WI$，特别是抑脂序列，横膈和肝表面之间可见轮廓分明的细长高信号影（图 4.193）。有时主要表现为 $T_2WI$ 高信号灶，而不是 $T_1WI$ 高信号灶[85]（图 4.194）。

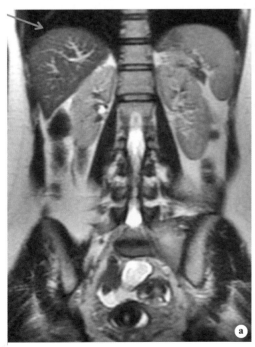
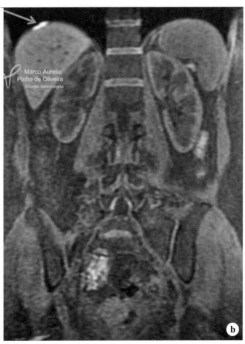

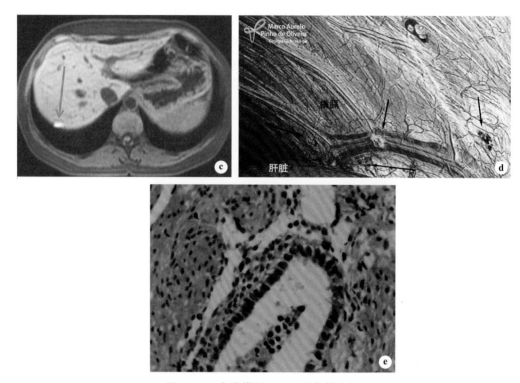

图 4.193　右半横膈 EMs（蓝色箭头）

（a）陈旧性出血 T₂WI 呈低信号；（b，c）细长分叶状病灶，边界清晰，抑脂 T₁WI 呈高信号；（a，b）冠状面；（c）横断面；
（d）腹腔镜下见横膈表面异位病灶种植；（e）显微镜下（400×）示横纹肌内异位的子宫内膜腺体伴分泌反应

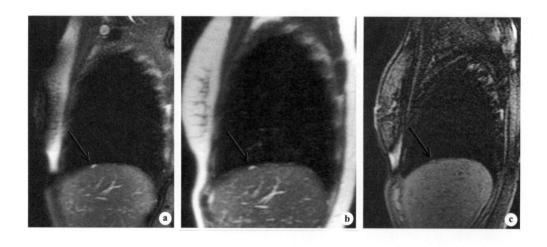

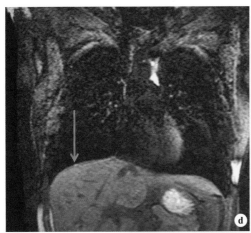
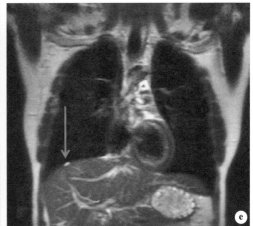
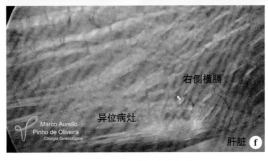

图 4.194　右侧横膈膜小病灶

（a，b）抑脂 T₂WI 呈高信号；（c，d）T₁WI 呈不均匀高信号；（e）T₂WI；（a～c）矢状面；（d，e）冠状面；（f）腹腔镜
下见异位病灶浸润横膈

## 4.6.5　治疗建议

横膈上小结节可以直接切除，不需要切除横膈全层。

当结节较大时常累及胸膜，若患者有明显临床症状，如疼痛放射至右锁骨区，严重影响生活质量，则术中需切开膈肌，完全切除受累区域。

横膈病变的手术较为复杂，尤其当病灶向后侧生长时手术难度更大[83]。某些单侧气胸的患者可通过胸腔镜实施手术。

参 考 文 献

1. Schneider A, Touloupidis S, Papatsoris A, Triantafyllidis A, Kollias A, Schweppe K. Endometriosis of the urinary tract in women of reproductive age. Int J Urol. 2006;13:902–4.
2. Denes FT. Ureteral endometriosis. Int Urol Nephrol. 1980;12:205–9.
3. Chapron C. Deeply infiltrating endometriosis: pathogenetic implications of the anatomical distribution. Hum Reprod. 2006;21:1839–45.
4. Chapron C, Bourret A, Chopin N, Dousset B, Leconte M, Amsellem-Ouazana D, de Ziegler D, Borghese B. Surgery for bladder endometriosis: long-term results and concomitant management of associated posterior deep lesions. Hum Reprod. 2010;25:884–9.
5. Vercellini P, Chapron C, Fedele L, Gattei U, Daguati R, Crosignani P. Review: evidence for asymmetric distribution of lower intestinal tract endometriosis. BJOG. 2004;111:1213–7.
6. Vercellini P, Pisacreta A, Pesole A, Vicentini S, Stellato G, Crosignani P. Is ureteral endometriosis an asymmetric disease? BJOG. 2000;107:559–61.
7. Piketty M, Chopin N, Dousset B, Millischer-Bellaische A, Roseau G, Leconte M, Borghese B, Chapron C. Preoperative work-up for patients with deeply infiltrating endometriosis: transvaginal ultrasonography must definitely be the first-line imaging examination. Hum Reprod. 2008;24:602–7.

8. Bazot M, Darai E, Hourani R, Thomassin I, Cortez A, Uzan S, Buy J. Deep pelvic endometriosis: MR imaging for diagnosis and prediction of extension of disease. Radiology. 2004;232:379–89.

9. Crispi C. Tratado de Videoendoscopia e Cirurgia minimamente invasiva em Ginecologia. 5th ed. Rio de Janeiro: Revinter; 2011.

10. Gabriel B, Nassif J, Trompoukis P, Barata S, Wattiez A. Prevalence and management of urinary tract endometriosis: a clinical case series. Urology. 2011;78:1269–74.

11. Abrão M, Gonçalves M, Dias J Jr, Podgaec S, Chamie L, Blasbalg R. Comparison between clinical examination, transvaginal ultrasonography and magnetic resonance imaging for the diagnosis of pelvic endometriosis. Hum Reprod. 2007;22:3092.

12. Maccagnano C, Pellucchi F, Rocchini L, Ghezzi M, Scattoni V, Montorsi F, Rigatti P, Colombo R. Ureteral endometriosis: proposal for a diagnostic and therapeutic algorithm with a review of the literature. Urol Int. 2013;91:1–9.

13. Takagi H. Novel medical management of primary bladder endometriosis with dienogest: a case report. Clin Exp Obstet Gynecol. 2011;38:184–5.

14. Harada M, Osuga Y, Izumi G, Takamura M, Takemura Y, Hirata T, Yoshino O, Koga K, Yano T, Taketani Y. Dienogest, a new conservative strategy for extragenital endometriosis: a pilot study. Gynecol Endocrinol. 2010;27:717–20.

15. Pérez M, Bazán A, Alonso Dorrego J, Hernández A, de Francisco M, Hernández M, de Santiago J, de la Peña Barthel J. Urinary tract endometriosis: clinical, diagnostic, and therapeutic aspects. Urology. 2009;73:47–51.

16. Fedele L, Bianchi S, Zanconato G, Bergamini V, Berlanda N, Carmignani L. Long-term follow-up after conservative surgery for bladder endometriosis. Fertil Steril. 2005;83:1729–33.

17. Crispi C, de Souza C, Oliveira M, Dibi R, Cardeman L, Sato H, Schor E. Endometriosis of the round ligament of the uterus. J Minim Invasive Gynecol. 2012;19:46–51.

18. Claudon M. The normal ureter. In: Soulie M, Otal P, Joffre F, editors. Radiological imaging of the ureter. Berlin: Springer; 2003. p. 21–36.

19. Kunz G. Adenomyosis in endometriosis—prevalence and impact on fertility. Evidence from magnetic resonance imaging. Hum Reprod. 2005;20:2309–16.

20. Busard M, Mijatovic V, Lüchinger A, Bleeker M, Pieters-van den Bos I, Schats R, van Kuijk C, Hompes P, van Waesberghe J. MR imaging of bladder endometriosis and its relationship with the anterior uterine wall: experience in a tertiary referral centre. Eur J Radiol. 2012;81:2106–11.

21. Bennett G, Slywotzky C, Cantera M, Hecht E. Unusual manifestations and complications of endometriosis—spectrum of imaging findings: pictorial review. Am J Roentgenol. 2010;194:WS34–46.

22. Grasso R, Di Giacomo V, Sedati P, Sizzi O, Florio G, Faiella E, Rossetti A, Del Vescovo R, Beomonte Z. Diagnosis of deep infiltrating endometriosis: accuracy of magnetic resonance imaging and transvaginal 3D ultrasonography. Abdom Imaging. 2009;35:716–25.

23. Halim A. Human anatomy female pelvis and breast; 2003. 54.

24. Mashfiqul M. Endometriosis of the inguinal canal mimicking a hernia. Singap Med J. 2007;48:157–9.

25. Habiba M, Benagiano G. The incidence and clinical significance of adenomyosis. In: Habiba M, editor. Uterine adenomyosis. New York: Springer; 2016. p. 9–43.

26. Novellas S, Chassang M, Bouaziz J, Delotte J, Toullalan O, Chevallier E. Anterior pelvic endometriosis: MRI features. Abdom Imaging. 2010;35:742–9.

27. Chamié L, Blasbalg R, Pereira R, Warmbrand G, Serafini P. Findings of pelvic endometriosis at transvaginal US, MR imaging, and laparoscopy. Radiographics. 2011;31:E77–E100.

28. Woodward P, Sohaey R, Mezzetti T. Endometriosis: radiologic-pathologic correlation. Radiographics. 2001;21:193–216.

29. Pranay R. Laparoscopic management of moderate: severe endometriosis. J Minim Access Surg. 2014;10:27–33.

30. Luterek K, Barcz E, Bablok L, Wierzbicki Z. Giant recurrent perineal endometriosis in an episiotomy scar—a case report. Polish Gynaecol. 2013;84:726–9.

31. Odobasic A, Pasic A, Iljazovic-Latifagic E, Arnautalic L, Odobasic A, Idrizovic E, Dervisefendic M, Dedić L. Perineal endometriosis: a case report and review of the literature. Tech Coloproctol. 2010;14:25–7.

32. Vimercati A, Achilarre M, Scardapane A, Lorusso F, Ceci O, Mangiatordi G, Angelelli G, Van Herendael B, Selvaggi L, Bettocchi S. Accuracy of transvaginal sonography and contrast-enhanced magnetic resonance-colonography for the presurgical staging of deep infiltrating endometriosis. Ultrasound Obstet Gynecol. 2012;40:592–603.

33. Chapron C, Santulli P, de Ziegler D, Noel J, Anaf V, Streuli I, Foulot H, Souza C, Borghese B. Ovarian endometrioma: severe pelvic pain is associated with deeply infiltrating endometriosis. Hum Reprod. 2012;27:702–11.

34. Clement M. Diseases of the peritoneum. In: Kurman R, editor. Blaustein's pathology of the female genital tract. New York: Springer; 2002. p. 729–89.

35. Brandão A, Ianez P. MR imaging of the pelvic floor: defecography. Magn Reson Imaging Clin N Am. 2013;21:427–45.

36. Thomas E, Cooke I. Impact of gestrinone on the course of asymptomatic endometriosis. BMJ (Clin Res Ed). 1987;294:272–4.

37. Milley P, Nichols D. A correlative investigation of the human rectvaginal septum. Obstet Gynecol Surv. 1969;24:1288–91.

38. Abrão M. Tratamento cirúrgico na endometriose: quando e como fazer. In: Abrão M, editor. Endometriose: uma visão contemporânea. Rio de Janeiro: Revinter; 2000. p. 137–47.

39. Fauconnier A, Chapron C, Dubuisson J, Vieira M, Dousset B, Bréart G. Relation between pain symptoms and the anatomic location of deep infiltrating endometriosis. Fertil Steril. 2002;78:719–26.

40. Fedele L, Bianchi S, Zanconato G, Raffaelli R, Berlanda N. Is rectovaginal endometriosis a progressive disease? Am J Obstet Gynecol. 2004;191:1539–42.

41. Vu D. Surgical anatomy of the uterosacral ligament. Int Urogynecol J. 2010;21:1123–8.

42. Anaf V, Simon P, Nakadi I, Simonart T, Noel J, Buxant F. Impact of surgical resection of rectovafinal pouch of douglas endometriotic nodules on pelvic pain and some elements of patients' sex life. J Am Assoc Gynecol Laparosc. 2001;8:55–60.

43. Del Frate C, Girometti R, Pittino M, Del Frate G, Bazzocchi M, Zuiani C. Deep retroperitoneal pelvic endometriosis: MR imaging appearance with laparoscopic correlation. Radiographics. 2006;26:1705–18.

44. Bazot M, Gasner A, Ballester M, Darai E. Value of thin-section oblique axial T2-weighted magnetic resonance images to assess uterosacral ligament endometriosis. Hum Reprod. 2010;26:346–53.

45. Kondo W, Ribeiro R, Trippia C, Zomer M. Deep infiltrating endometriosis: anatomical distribution and surgical treatment. Rev Bras Ginecol Obstet. 2012;34:278–84.

46. Fritsch H. Clinical anatomy of the female pelvis. In: Hamm B, Forstner R, editors. MRI and CT of the female pelvis. New York: Springer; 2007. p. 1–24.

47. Schafer A, Langer M. MRI of rectal cancer. In: Schafer AO, editor. Anorectal anatomy. Clinical implications for MR radiologist. New York: Springer; 2010. p. 5–13.

48. Brown G, Kirkham A, Williams G, Bourne M, Radcliffe A, Sayman J, Newell R, Sinnatamby C, Heald R. High-resolution MRI of the anatomy important in total mesorectal excision of the rectum. Am J Roentgenol. 2004;182:431–9.

49. Weed J, Ray J. Endometriosis of the bowel. Obstet Gynecol. 1987;69:727.

50. Remorgida V, Ferrero S, Fulcheri E, Ragni N, Martin D. Bowel endometriosis: presentation, diagnosis, and treatment. Obstet Gynecol Surv. 2007;62:461–70.

51. Pisanu A, Deplano D, Angioni S, Ambu R, Uccheddu A. Rectal perforation from endometriosis in pregnancy: case case report and literature review. World J Gastroenterol. 2010;16:648–51.

52. Remorgida V, Ragni N, Ferrero S, Anserini P, Torelli P, Fulcheri E. The involvement of the interstitial Cajal cells and the enteric nervous system in bowel endometriosis. Hum Reprod. 2004;20:264–71.

53. Ferrero S, Haas S, Remorgida V, Camerini G, Fulcheri E, Ragni N, Straub R, Capellino S. Loss of sympathetic nerve fibers in intestinal endometriosis. Fertil Steril. 2010;94:2817–9.

54. Seracchioli R, Mabrouk M, Guerrini M, Manuzzi L, Savelli L, Frascà C, Venturoli S. Dyschezia and posterior deep infiltrating endometriosis: analysis of 360 cases. J Minim Invasive Gynecol. 2008;15:695–9.

55. Yoon J, Choi D, Jang K, Kim C, Kim H, Lee S, Chun H, Lee W, Yun S. Deep rectosigmoid endometriosis: "mushroom cap" sign on T2-weighted MR imaging. Abdom Imaging. 2010;35:726–31.

56. De Anchorena M. Bowel endometriosis. Prensa Méd Argent. 1999; 86:746–54.

57. Garcia A, Spadoni Neto B, Garcia V, Arruda P, Garcia D. Colonic endometriosis simulating colorectal cancer: report of 2 cases. Revista Brasileira de Coloproctologia. 2006;26:316–20.

58. Guerra G. Endometriose de Reto: Relato de Caso. Revista Brasileira de Coloproctologia. 2004;24:354–7.

59. Oliveira M, Crispi C, Oliveira F, Junior P, Raymundo T, Pereira T. Double circular stapler technique for bowel resection in rectosigmoid endometriosis. J Minim Invasive Gynecol. 2014;21:136–41.

60. Smith J. An atlas of gynecologic oncology; 2003. 82.

61. Ceccaroni M, Clarizia R, Alboni C, Ruffo G, Bruni F, Roviglione G, Scioscia M, Peters I, De Placido G, Minelli L. Laparoscopic nerve-sparing transperitoneal approach for endometriosis infiltrating the pelvic wall and somatic nerves: anatomical considerations and surgical technique. Surg Radiol Anat. 2010;32:601–4.

62. Cottier J. Sciatic endometriosis: MR evaluation. Am J Neuroradiol. 1995;16:1399–401.

63. Manganaro L, Porpora M, Vinci V, et al. Diffusion tensor imaging and tractography to evaluate sacral nerve root abnormalities in endometriosis-related pain: a pilot study. Eur Radiol. 2013;24:95–101.

64. Stoker J, Taylor S, DeLancey J. Imaging pelvic floor disorders, vol. 153. New York: Springer; 2008.

65. Brandão A, Werner H Jr, Daltro P. Ressonância Magnética em obstetrícia e ginecologia. Rio de Janeiro: Revinter; 2003.

66. Shaw R. Atlas of endometriosis; 1993. 25.

67. Hassanin-Negila A. Endometriomas of the abdominal wall: imaging findings. J Radiol. 2006;87:1691–5.

68. Zhao X, Lang J, Leng J, Liu Z, Sun D, Zhu L. Abdominal wall endometriomas. Int J Gynecol Obstet. 2005;90:218–22.

69. Kaunitz A. Needle tract endometriosis: an unusual complication of amniocentesis. Obstet Gynecol. 1979;54:753–5.

70. Oliveira M, de Leon A, Freire E, de Oliveira H. Risk factors for abdominal scar endometriosis after obstetric hysterotomies: a case-control study. Acta Obstet Gynecol Scand. 2007;86:73–80.

71. Horton H, Dezee K, Ahnfeldt E, Wagner M. Abdominal wall endometriosis: a surgeon's perspective and review of 445 cases. Am J Surg. 2008;196:207–12.

72. Hartigan C, Holloway B. MR imaging features of endometriosis at the umbilicus. Br J Radiol. 2005;78:755–7.

73. Yang D. Inguinal endometriosis presenting as a multicystic mass on sonography. JUM. 2007;26:1449–51.

74. Kirkpatrick A, Reed C, Bui-Mansfield L, Russell M, Whitford W. Radiologic-pathologic conference of Brooke Army Medical Center: endometriosis of the canal of Nuck. AJR. 2006;186:56–7.

75. Snell R. Clinical anatomy, 7th ed; 2004. p. 215–7.

76. De Ceglie A. Acute small bowel obstruction caused by endometriosis: a case report and review of the literature. World J Gastroenterol. 2008;14:3430–4.

77. Karaman K, Pala E, Bayol U, Akman O, Olmez M, Unluoglu S, Ozturk S. Endometriosis of the terminal ileum: a diagnostic dilemma. Case Rep Pathol. 2012;2012:1–4.

78. Tsuda M, Yamashita Y, Azuma S, Akamatsu T, Seta T, Urai S, Uenoyama Y, Deguchi Y, Ono K, Chiba T. Mucocele of the appendix due to endometriosis: a rare case report. World J Gastroenterol. 2013;19:5021–4.

79. Kaemmerer E, Westerkamp M, Kasperk R, Niepmann G, Scherer A, Gassler N. Coincidence of active Crohn's disease and florid endometriosis in the terminal ileum: a case report. World J Gastroenterol. 2013;19:4413–7.

80. Ridha J, Cassaro S. Acute small bowel obstruction secondary to ileal endometriosis: report of a case. Surg Today. 2003; 33:944–7.

81. Hapke M, Bigelow B. Mucocele of the appendix secondary to obstruction by endometriosis. Hum Pathol. 1977;8:585–9.

82. Ceccaroni M, Roviglione G, Rosenberg P, et al. Pericardial, pleural and diaphragmatic endometriosis in association with pelvic peritoneal and bowel endometriosis: a and review of the literature. Wideochir Inne Tech Maloinwazyjne. 2012;7:122–31.

83. Jubanyik K, Comite F. Extrapelvic endometriosis. Obstet Gynecol Clin N Am. 1997;24:411–40.

84. Wolthuis A, Aelvoet C, Bosteels J, Vanrijkel J. Diaphragmatic endometriosis: diagnosis and surgical management—a case report. Acta Chir Belg. 2003;103:519–20.

85. Rousset P, Gregory J, Rousset-Jablonski C, Hugon-Rodin J, Regnard JF, Chapron C, Coste J, Golfier F, Revel MP. MR diagnosis of diaphragmatic endometriosis. Eur Radiol. 2016;26(11): 3968–77.

## 第 5 章　通过 MRI 对患者进行风险分层和监测

## 患者风险分层

近年来，DIE 的治疗模式有了很大的进展。腹腔镜不像过去仅用于临床诊断，目前已经成为治疗子宫内膜异位症的常规手术方式。

此外，新型的药物、治疗手段和外科器械的出现，为患者的治疗提供了更多的选择。因此，对患者进行全面的临床和影像学评估有助于为患者制订个体化的诊疗方案。

MRI 可以为妇科医生最大限度地提供腹部和盆腔疾病的影像学信息，帮助他们选择最合适的治疗方法——保守治疗或手术治疗。

术前评估时，MRI 应包含病灶部位的所有细节信息，从而识别手术高风险的患者，以确保患者手术的安全和成功。

手术的目标是尽可能一次性切除干净所有病灶，不留残余病灶。

由经验丰富的放射科医生操作获得 DIE 影像，通过对患者风险分层，可以指导制订个体化治疗策略。患者风险分层通过以下步骤可分为低风险组和高风险组。

**1. 识别病灶的局部特征**　按器官分类，病灶部位影响治疗方式的选择，如第 4 章表 4.1 所述，对每个器官的病灶进行风险评估。

**2. 检查 DIE 多发病灶**　需要详细描述同一器官（如肠、膀胱和卵巢）中是否存在多个病灶（图 5.1）。

**3. 识别非典型部位的病灶**　如盆底单发病灶，或者腹壁子宫内膜异位症导致尿道或膀胱受累。此类病灶在腹腔镜手术时可能难以观察，而且手术路径也可能完全不同（图 5.2）。

**4. 识别卵巢和输卵管病灶**　卵巢及输卵管的病变可能导致不孕，因此需要选择合适的手术范围。在手术过程中，注意保护正常的卵巢组织，但是发生卵巢子宫内膜异位囊肿时，则需手术切除病灶[1]。若输卵管有功能，必须保留。当输卵管扩张、扭曲或堵塞，丧失正常的功能时可能导致慢性盆腔疼痛，并影响体外受精（IVF）的成功率（图 5.3）。

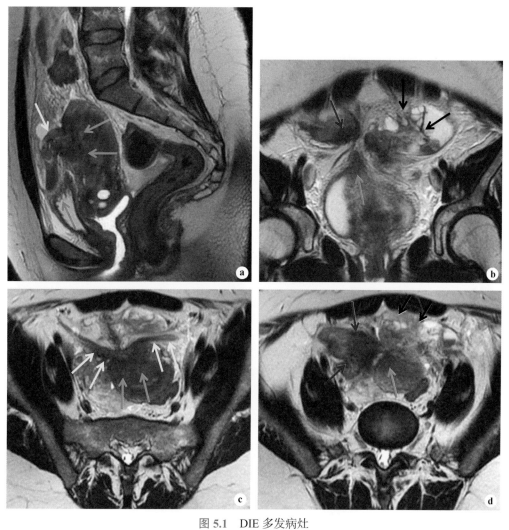

图 5.1　DIE 多发病灶

膀胱病灶（蓝色箭头），子宫肌层病灶（绿色箭头），圆韧带病灶（黄色箭头），盲肠病灶（红色箭头），卵巢病灶（黑色箭头），
与腹膜多处粘连；（a～d）T$_2$WI；（a）矢状面；（b）冠状面；（c，d）横断面

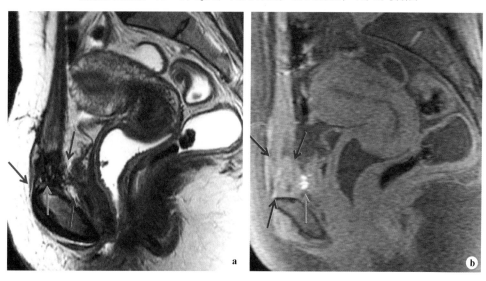

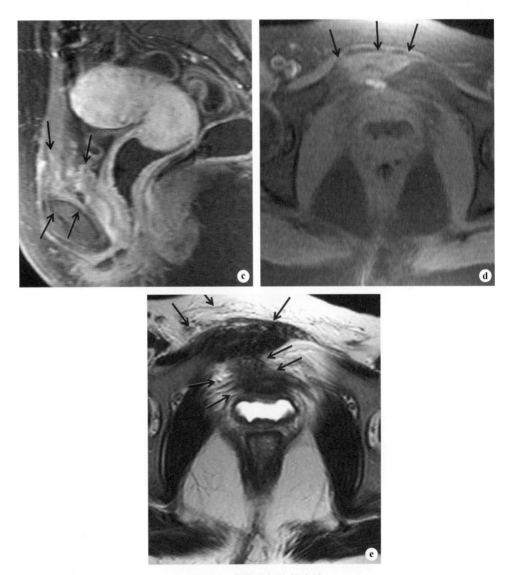

图 5.2　非典型部位的病灶

腹膜外间隙的腹壁病灶累及膀胱和尿道（红色箭头）；耻骨下腹直肌病灶（a，e）T₂WI 呈低信号，（b，d）T₁WI 呈中等信号，（c）T₁WI 轻度强化；异位病灶 T₁WI 和 T₂WI 呈高信号（蓝色箭头）；（a，e）T₂WI；（b～d）抑脂 T₁WI

　　**5. 明确输尿管 DIE 与尿路梗阻性 EMs 的关系**　输尿管是 DIE 手术中盆腔内的重要解剖标志，因此需要描述输尿管与病灶之间的距离。若输尿管发生病变，需要描述浸润情况及其梗阻程度。根据输尿管受累的情况，决定是否需要部分切除后行端端吻合术或输尿管再植术[1]（图 5.4）。

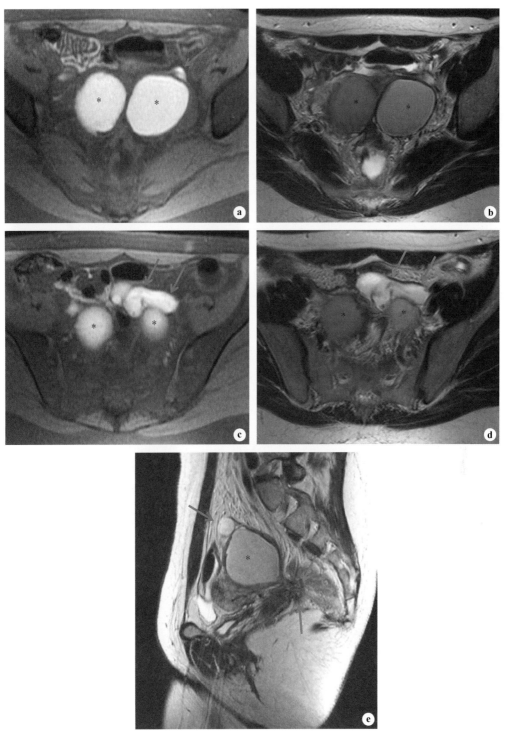

图 5.3　（*）双侧卵巢子宫内膜异位囊肿，（a～e）左侧输卵管积血（蓝色箭头）；（e）宫颈后方及宫骶韧带浸润性病灶（绿色箭头）；（a，c）抑脂 $T_1WI$；（b，d，e）$T_2WI$；（a～d）横断面；（e）矢状面

**6. 评估 DIE 所致的粘连程度**　子宫内膜异位症引起的粘连可以累及多个器官。直肠前壁与宫颈、阴道之间的粘连可使直肠子宫陷凹封闭，应部分或全部切除病灶（图 5.4 和图 5.5）。宫骶韧带与附件、输尿管、神经和肠管发生粘连，手术时需游离输尿管，分离神经及直肠旁间隙来完全切除病灶[1]。此外，既往术后的纤维瘢痕组织也能形成粘连。这种类型的病变不仅导致不孕、性交困难、慢性盆腔疼痛和肠梗阻，还会增加再次手术难度[2]。

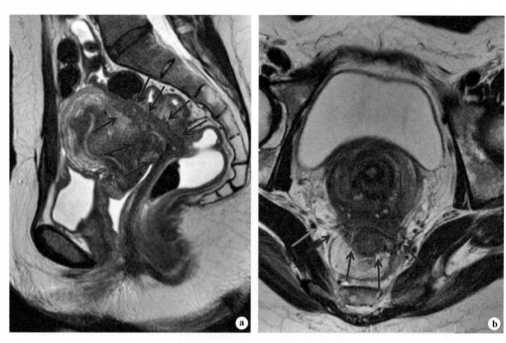

图 5.4　宫颈后区斑块样 DIE 病灶（红色箭头）

直肠子宫陷凹封闭，累及肠管与宫旁组织，输尿管毗邻病灶（绿色箭头）；（a，b）T₂WI；（a）矢状面；（b）横断面

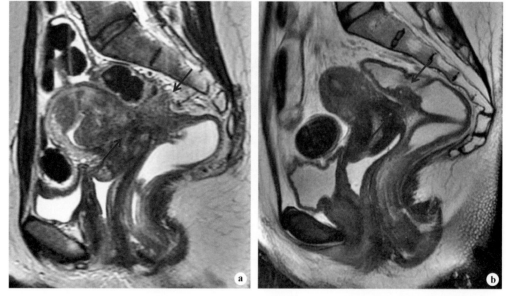

图 5.5　（a）宫颈后区病灶使直肠子宫陷凹完全封闭，直肠与子宫、阴道粘连，导致直肠狭窄；（b）部分宫颈后区及腹膜的深部病灶，浸润直肠；（a，b）矢状面，T₂WI

7. 评估子宫内膜异位症的恶变风险　子宫内膜异位症是一种具有恶性转化潜能的良性疾病。在疾病进展过程中的基因改变（*PTEN* 缺失，*P53* 突变）和慢性炎症状态，伴随与恶性肿瘤机制相似的细胞因子释放、有丝分裂和凋亡调控[3]。一方面，卵巢肿瘤患者子宫内膜异位症的发病率较高；另一方面，子宫内膜异位症患者发生卵巢恶性肿瘤的风险是正常人的 4 倍，最常见的组织学类型是子宫内膜样癌和透明细胞癌[3]。

卵巢子宫内膜异位囊肿 8 年内恶变风险较低，其概率为 0.7% ～ 1.6%。年龄大、囊肿直径大于 9cm 是恶变的主要危险因素[1, 4, 5]（图 5.6）。疑似恶变的 MRI 形态学特征包括具有实性成分的混合型囊肿，内有乳头状突起、坏死，厚而不规则的分隔，双侧卵巢病变，腹膜出现病灶，腹水和淋巴结肿大（图 5.7）。然而，这些表现不是恶性肿瘤的特异病征。

MR 多参数联合成像如 DCE 血管通透性分析和 DWI 提高了对卵巢肿瘤的诊断准确率。肿块的实性部分 $T_2WI$ 呈中等信号，DWI 呈高信号，ADC 图呈低信号，血管通透性参数中Ⅲ型曲线早期增强，这些都是卵巢肿块恶变的征象[6]（图 5.7）。

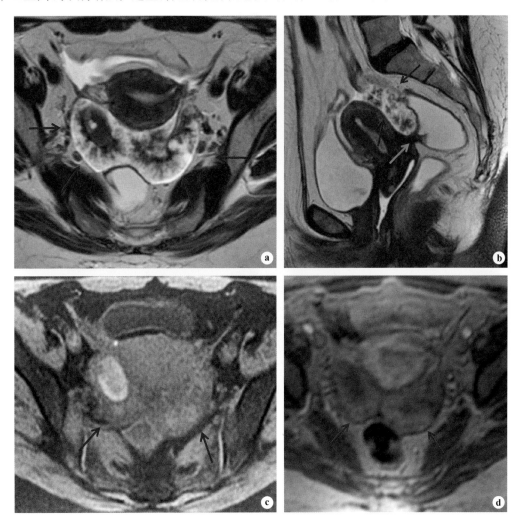

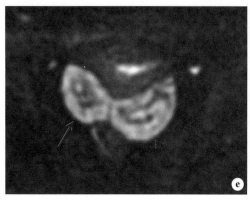
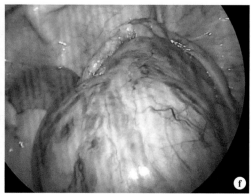

图 5.6　子宫内膜样腺癌

双侧多房性卵巢囊肿，囊实性（红色箭头）；（a，b）T₂WI，信号不均匀，增强扫描强化程度低于子宫肌层；（b）宫颈后区浸润病灶（蓝色箭头）；（c）抑脂 T₁WI；（d）血管通透性分析（DCE）；（e）DWI 呈高信号，弥散受限；（f）腹腔镜下见卵巢肿瘤外观

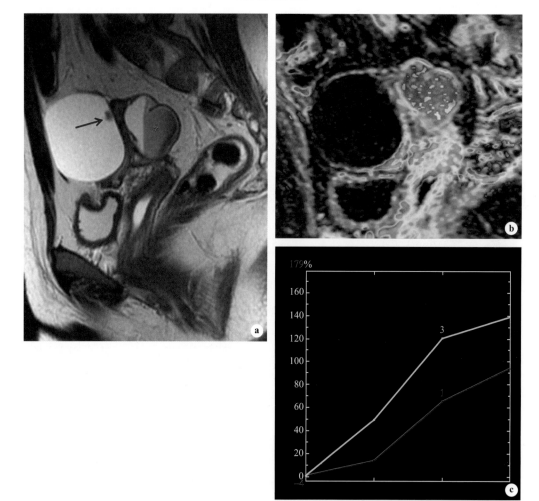

图 5.7　血管通透性分析评估卵巢肿瘤的特性

（a）肿块实性部分 T₂WI 呈中等信号（红色箭头），（*）对侧卵巢子宫内膜异位囊肿；（b）中度强化，强化程度低于子宫肌层；（c）粉红色曲线代表病灶，绿色曲线代表子宫肌层，Ⅱ型曲线，提示交界性病变

据文献报道，发生在生殖器官以外的子宫内膜异位症恶变比较罕见，常见发生部位是直肠阴道隔、结肠、阴道和腹壁，组织学类型包括腺肉瘤和腺癌[7-9]。

**8. 识别其他病理类型的病变**　除了子宫内膜异位症，还需与腹盆腔其他疾病相鉴别，尤其是病变累及子宫时，涉及手术方式和治疗方法的选择。子宫肌瘤和子宫腺肌病都可引起慢性盆腔疼痛、性交困难和不孕，表现出与子宫内膜异位症相似的症状。此外，还会影响手术方式的选择，增加手术时间和手术难度（图 5.8）。

笔者认为，当出现下列特征性病变时，视为高危人群。

（1）梗阻性输尿管病变。

（2）梗阻性肠道病变。

（3）可能增加手术并发症的病变。

1）直肠阴道隔病变，累及直肠和阴道下段，术后极有可能导致直肠阴道瘘。

2）病变累及盆底。

3）病变致神经损伤。

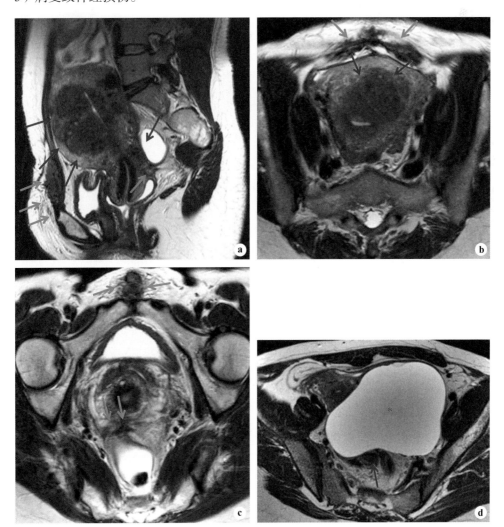

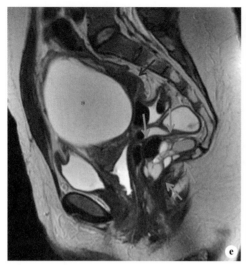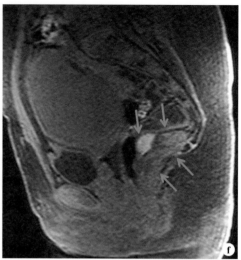

图 5.8　病例 1（a～c）：子宫腺肌病，子宫结合带及前壁肌层增厚（红色箭头）；腹壁异位病灶（绿色箭头），宫颈后区不均质病灶（蓝色箭头）。病例 2（d～f）：（e，f）乙状结肠 EMs（红色箭头），（*）腹膜假性囊肿，直肠后囊肿（绿色箭头，混合性错构瘤，有分隔）；（a～e）$T_2WI$；（f）抑脂 $T_1WI$

（4）可能增加术后并发症的病变：双侧宫旁组织病变和累及骶神经根的病变。

（5）具有恶变可能的病变。

以上信息便于术前手术医生与患者进行充分沟通，告知手术风险、手术难度及术中术后可能出现的并发症等。

此外，适度治疗的目的也是为了提高患者的生活质量。MRI 风险分层有助于手术医生和患者选择适宜的治疗方案，保留子宫，保留患者的生育能力，选择不完全切除病灶可以减少和避免神经系统并发症的发生。

子宫内膜异位症是一种进展性疾病。最早在 1860 年就对该病进行了描述，尽管目前其诊断和治疗取得了长足的进步，但其发病机制仍然不甚清楚。我们依然无法从 MRI 图像中识别出哪些患者会从低风险进展为高风险[10]。

众所周知，子宫内膜异位症的生长和消退依赖于雌激素。很多年轻患者因疼痛而就诊，但是发病数年才得以诊断，病变影响卵巢输卵管的结构和功能，导致生育能力下降。疾病进展最重要的原因之一是诊断的滞后性[11]。

手术可以有效治疗子宫内膜异位症，然而对于有生育要求的年轻患者，可以选择保守性手术。对于选择药物治疗的患者，需要进行长期管理和随访[10]。

对直肠阴道隔子宫内膜异位症患者进行 5 年的观察随访，发现不到 10% 的患者有病变进展。此外，与青少年子宫内膜异位症严重程度和病程进展相关的一个重要因素是米勒管发育异常所致梗阻性生殖道畸形[11, 12]（图 5.9）。

因此，笔者建议对选择非手术治疗的无症状患者进行 MRI 动态监测——第一年每 6 个月复查一次，自第二年起每年复查一次。

　　如果患者 MRI 检查时间与拟行手术时间的间隔＞ 6 个月，则需重新进行 MRI 检查以
评估病变情况（图 5.9）。

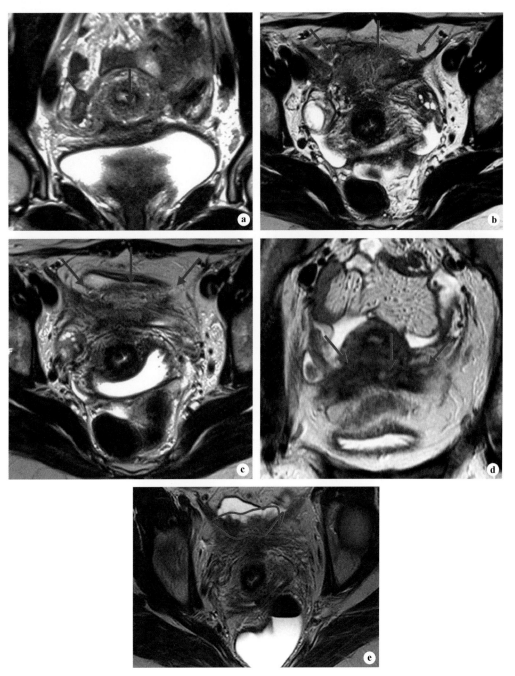

图 5.9　MRI 检查与计划手术时间间隔超过 6 个月，术前重新检查

从（a～c）到（d～e），前盆腔可见异位病灶明显增大，子宫肌层浸润（红线区域和箭头）；（a～e）T$_2$WI；（a，d）冠状面；

（b，c，e）横断面

# 参 考 文 献

1. Crispi C. Tratado de videoendoscopia e cirurgia minimamente inva-siva em ginecologia. 5th ed. Rio de Janeiro: Revinter; 2011.
2. Somigliana E, Vigano P, Benaglia L, Busnelli A, Vercellini P, Fedele L. Adhesion prevention in endometriosis: a neglected criti-cal challenge. J Minim Invasive Gynecol. 2012;19:415–21.
3. Varma R, Rollason T, Gupta J, Maher E. Endometriosis and the neoplastic process. Reproduction. 2004;127:293–304.
4. Uekuri C, Shigetomi H, Ono S, Sasaki Y, Matsuura M, Kobayashi H. Toward an understanding of the pathophysiology of clear cell carcinoma of the ovary—review. Oncol Lett. 2013;6:1163–73.
5. Kobayashi H, Sumimoto K, Moniwa N. Risk of developing ovarian cancer among women with ovarian endometrioma: 391 a cohort study in Shizuoka, Japan. Int J Gynecol Cancer. 2007;17:37–43.
6. Brandão A, Silva A. Diseases of the female pelvis: advances in imag-ing evaluation. Magn Reson Imaging Clin N Am. 2013;21:447–69.
7. Fàbregas F, Guimferrer M, Casas F, Caballero S, Xauradó R.

Malignant transformation of abdominal wall endometriosis with lymph node metastasis: case report and review of literature. Gynecol Oncol Case Rep. 2014;8:10–3.
8. Ulrich U, Rhiem K, Kaminski M, Wardelmann E, Trog D, Valter M, Richter O. Parametrial and rectovaginal adenocarcinoma arising from endometriosis. Int J Gynecol Cancer. 2005;15:1206–9.
9. Raffaelli R, Piazzola E, Zanconato G, Fedele L. A rare case of extrauterine adenosarcoma arising in endometriosis of the recto-vaginal septum. Fertil Steril. 2004;81:1142–4.
10. Kim S, Chae H, Kim C, Kang B. Update on the treatment of endo-metriosis. Clin Exp Reprod Med. 2013;40:55–9.
11. Brosens I, Gordts S, Benagiano G. Endometriosis in adolescents is a hidden, progressive and severe disease that deserves attention, not just compassion. Hum Reprod. 2013;28:2026–31.
12. Fedele L, Bianchi S, Zanconato G, Raffaelli R, Berlanda N. Is rectovaginal endometriosis a progressive disease? Am J Obstet Gynecol. 2004;191:1539–42.

## 6.1　子宫内膜异位症的术后改变

　　放射科医生要想详细准确地分析 DIE 患者的术后影像情况，必须了解盆腔的解剖结构、手术部位及手术方式。

　　手术记录与病理报告有助于理解术前和术后 MRI 图像的变化。此外，MRI 检查结果应与术前检查的图像进行对比（图 6.1）。如果不遵循这个原则，有可能遗漏一些隐匿的难以辨认的变化；反之，可以发现明显的改变。术后手术部位最常见的 MRI 改变是纤维瘢痕组织，磁化率伪影，以及结肠、小肠及子宫肌层切除后的征象。

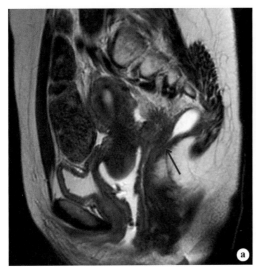
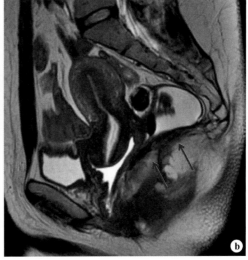

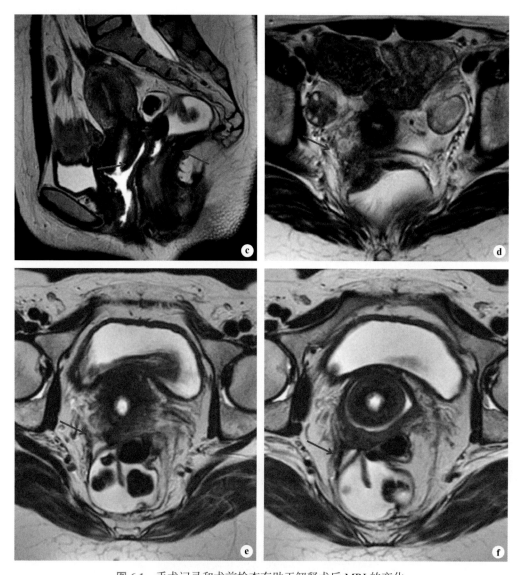

**图 6.1**　手术记录和术前检查有助于解释术后 MRI 的变化

（a，d）右侧宫骶韧带异位病灶浸润至直肠及盆底（红色箭头）；（b，c，e，f）盆底和宫骶韧带部位的纤维瘢痕组织，结直肠吻合术后征象（红色箭头）；（a～f）T$_2$WI；（a～c）矢状面；（d～f）横断面

## 6.2　纤维瘢痕组织

　　纤维瘢痕组织形成是手术常见的后遗症。这些患者的纤维瘢痕组织呈薄而清晰的线性病灶，T$_2$WI 为明显低信号，无出血灶，增强扫描未见强化（图 6.2）。这种纤维瘢痕改变通常发生在韧带切除部位，尤其是宫骶韧带和壁腹膜。

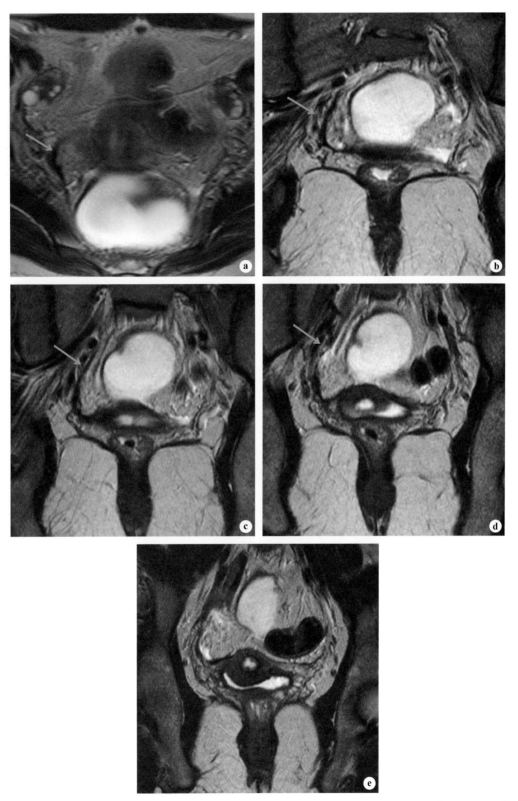

图 6.2 （a～e）右侧宫骶韧带纤维化（蓝色箭头），边界清晰的薄层组织，$T_2WI$ 呈低信号；（a）横断面；（b～e）冠状面

## 6.3  手术部位信号丢失灶

这些代表与手术过程相关的磁敏感伪影（MSA），患者屏气时在 GRE $T_1WI$ 中可以得到最佳证实（图 6.3）。手术部位伴有术后纤维瘢痕组织形成，除了腹壁，也可在肠管吻合口处和卵巢实质观察到（图 6.4）。

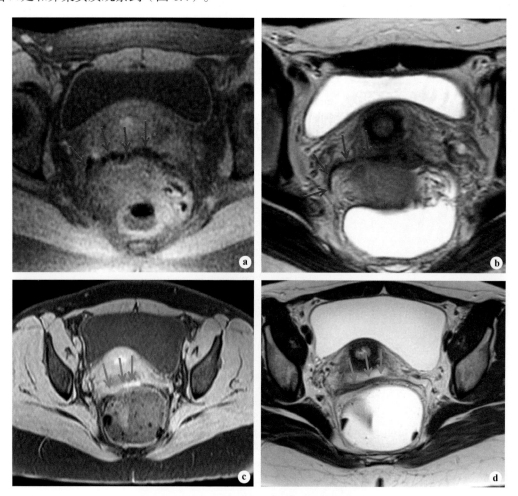

**图 6.3  宫颈后区及宫骶韧带异位病灶术后表现**

（a，b）与手术相关的磁敏感伪影；（a）GRE $T_1WI$ 呈低信号灶；（b）$T_2WI$，纤维瘢痕组织；（c，d）术前检查显示的病灶（蓝色箭头）

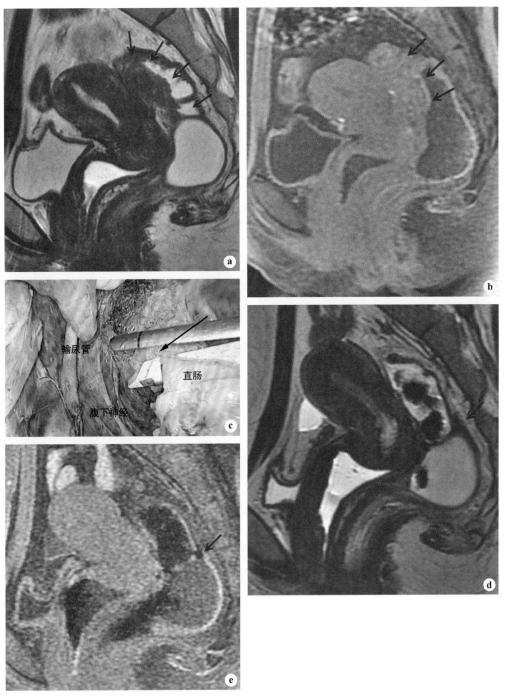

图 6.4　肠吻合术后改变

（a，b）术前检查确定乙状结肠和直肠的病灶（红色箭头）；（c）腹腔镜下切除直肠病灶，箭头所示为吻合器；（d，e）术后检查，吻合口平面呈环形（红色箭头），轮廓清晰，$T_2WI$ 呈低信号，$T_1WI$ 信号丢失；（a，d）$T_2WI$；（b，e）抑脂 $T_1WI$

## 6.4　阴道后穹隆及宫颈病灶切除后

阴道后穹隆病灶切除术后，由于纤维瘢痕组织形成，阴道穹隆组织变薄，信号强度降低，T$_2$WI 呈低信号（图 6.5）。

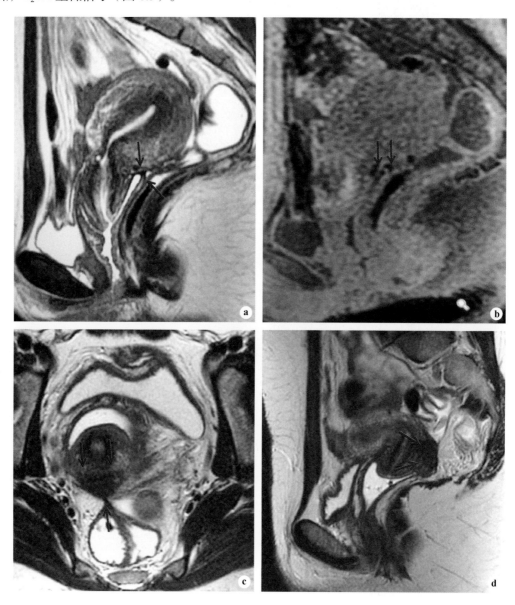

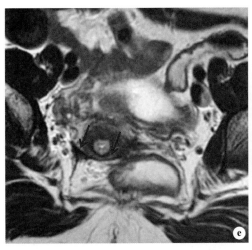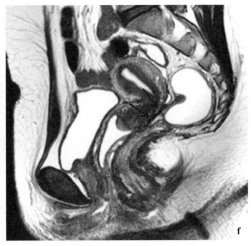

图 6.5 病例 1：（a，b）阴道后穹隆病灶切除术后改变；（a）纤维瘢痕组织，T₂WI 呈低信号；（b）T₁WI 低信号病灶（红色箭头）。病例 2：（c，d）术前检查，宫颈后区异位病灶及直肠浅表受累（红色箭头）；（e，f）术后检查，阴道后穹隆和宫颈后壁变薄；（a，c～f）T₂WI；（b）抑脂 T₁WI；（a，b，d，f）矢状面；（c，e）短轴冠状面

宫颈肌层病灶切除术后，MRI 可见子宫轮廓不规则，肌壁局灶变薄，T₂WI 呈低信号，无出血灶（图 6.6）。

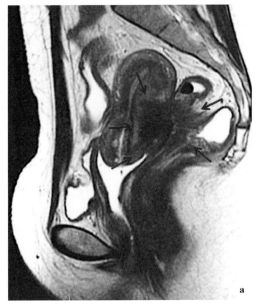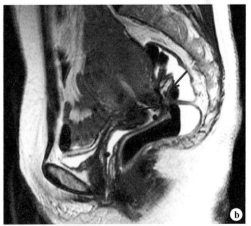

图 6.6 （a）术前检查：宫颈后区异位病灶，子宫肌层受累；（b）术后检查：子宫肌层病灶切除，子宫轮廓不规则及宫颈后壁局部病灶变薄，T₂WI 呈低信号，未见出血灶；（a，b）T₂WI，矢状面

## 6.5    宫旁组织的变化

宫旁组织的变化包括输尿管粘连松解术后导致输尿管周围纤维瘢痕组织形成，以及宫旁组织切除术后征象。输尿管松解术后，部分患者纤维瘢痕组织 $T_2WI$ 呈低信号，输尿管周围边界清晰，无出血灶。此外，可能出现输尿管壁轻度增厚及管腔轻度扩张（图 6.7）。当切除宫旁组织病灶后，MRI 显示宫旁组织缺失，与对侧组织不对称，表现为宫颈肌层变薄和阴道旁纤维瘢痕组织形成（图 6.8）。

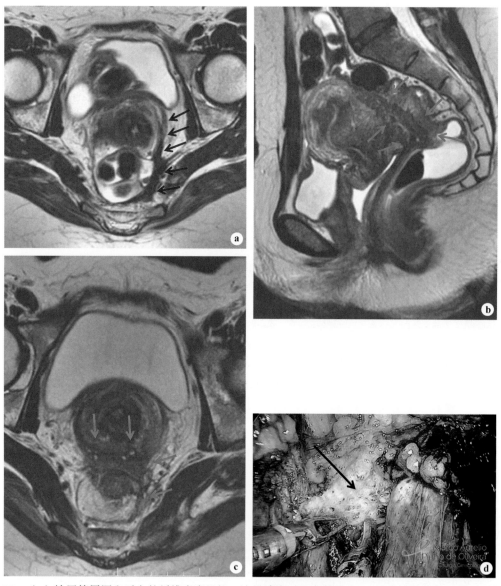

图 6.7　（a）输尿管周围和后方的纤维瘢痕组织，边界清晰（红色箭头），$T_2WI$ 呈低信号；（b，c）术前检查见宫颈后区及直肠阴道隔广泛的浸润病灶，封闭直肠子宫陷凹，阴道、子宫肌层、肠管、宫骶韧带和宫旁输尿管均被累及；（a，c）横断面；（b）矢状面；（d）腹腔镜下切除右侧宫旁组织病灶

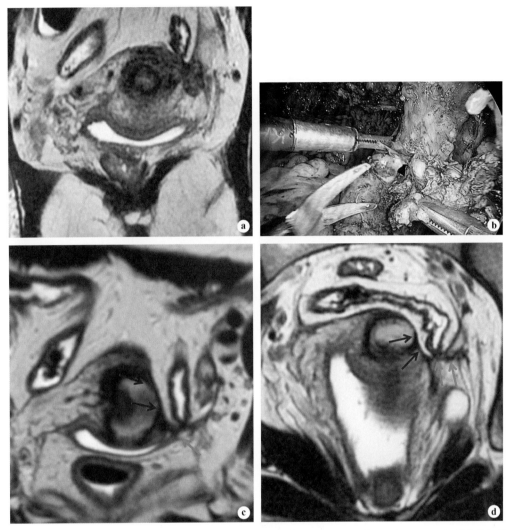

图 6.8　（a）左侧宫旁组织病灶；（b）腹腔镜下见左侧宫旁组织累及；（c、d）T$_2$WI，左侧宫旁组织病灶切除术后检查；（c）阴道旁纤维瘢痕组织形成（绿色箭头）；（d）与对侧组织不对称，宫颈肌层变薄（红色箭头）

## 6.6　结直肠切除吻合术后

切除结肠直肠并行吻合术后，肠袢的形状发生变化，直肠系膜和骶前间隙也会出现继发性改变征象。MRI 显示结直肠切除吻合术后征象，吻合口平面呈环形，轮廓清晰，T$_2$WI 呈低信号，T$_1$WI 信号丢失（图 6.4）。

直肠系膜上可见到具有相同形态特征和信号强度的纤维瘢痕组织，直肠周围和直肠后间隙有积液。这些间隙是人为拟定的潜在间隙，在手术解剖分离时可拓展成真正的空间，有助于手术医师明确解剖位置。在进行肠切除或直肠旁组织切除时，便于分离宫骶韧带、神经丛、阴道后穹隆和直肠后组织，直至肛提肌和骶前神经根部位（图 6.9）。

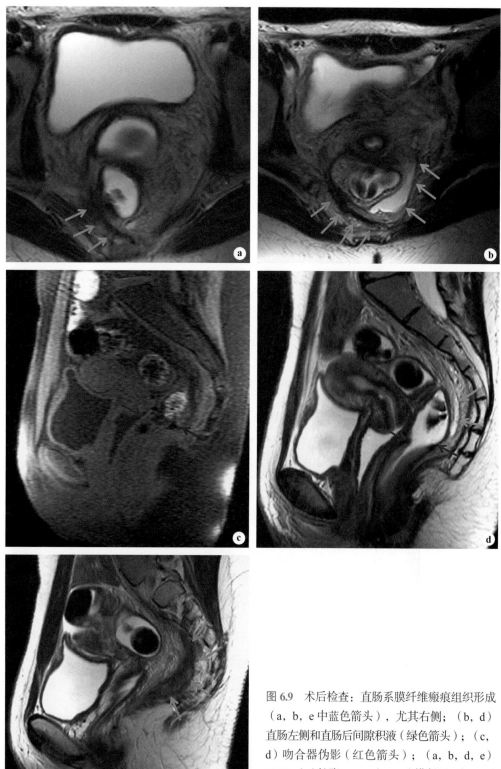

图 6.9  术后检查：直肠系膜纤维瘢痕组织形成
（a，b，e 中蓝色箭头），尤其右侧；（b，d）
直肠左侧和直肠后间隙积液（绿色箭头）；（c，
d）吻合器伪影（红色箭头）；（a，b，d，e）
$T_2WI$；（c）抑脂 $T_1WI$；（a～b）横断面；（c～e）
矢状面

## 6.7　并发症

DIE 的后续治疗与其术后并发症有关，如肠吻合口裂开、盆腔脓肿、直肠阴道瘘、功能性排尿排便功能障碍（尿潴留和便秘）等。如果发生肠瘘，通常需要进一步手术，行回肠造口术 [1, 2]。

出现并发症的风险与肠吻合口的位置水平有关，吻合平面的位置越低，发生并发症的风险越高 [1, 3]。然而，随着医疗技术的发展，手术方式对神经损伤的影响减小，使泌尿系统、性功能障碍及排便障碍等术后并发症的发生率在逐渐降低。

## 6.8　排便障碍

持续性便秘是直肠 DIE 患者术后出现的常见症状，这是由结直肠切除术后肠吻合口狭窄，以及术中广泛分离直肠周围组织使腹下神经损伤所致（图 6.10）。

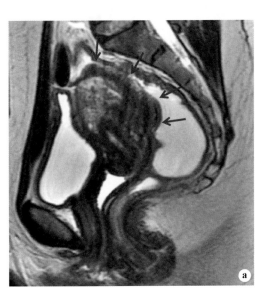
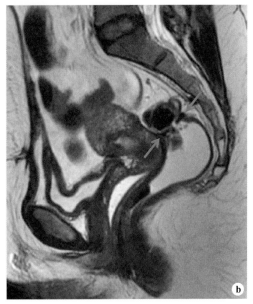

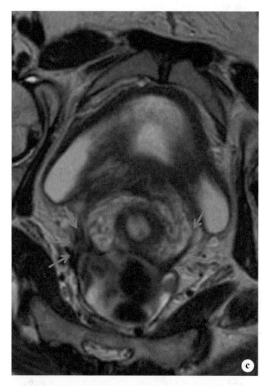

图 6.10　DIE 术后表现（便秘和肛周疼痛的临床症状）

（a）术前检查：宫颈后区异位病灶浸润周围组织，尤其肠道受累（红色箭头）；（b～c）术后检查：吻合口的表现，与双侧腹下神经和下腹下丛分布相关的纤维瘢痕组织（蓝色箭头）；（a，c）$T_2$WI；（a，b）矢状面；（c）横断面

## 6.9　膀胱功能障碍

后盆腔 DIE 行宫骶韧带及周围组织广泛切除时，常损伤腹下神经或下腹下丛分支。术后患者发生因膀胱功能障碍出现急性尿潴留或排尿困难等并发症的发生率高达 16%[4]。MRI 可见膀胱扩张、尿潴留、膀胱壁增厚、膀胱憩室形成（图 6.11）。憩室平均直径为 0.5 ~ 2.5cm，若直径< 0.5cm，称为小憩室；若直径> 2.5cm，称为大憩室[5]。

## 6.10　直肠阴道瘘

直肠阴道瘘是指直肠和阴道两者上皮表面之间的病理性异常通道，其发生率约为 2.7%。采用双吻合器技术切除直肠病变，尤其行低位直肠手术，以及阴道部分切除术，是发生直肠阴道瘘的危险因素[2]（图 6.12）。瘘口位置可低可高，位于直肠下段 1/3 和阴道下段 1/2 之间，或位于直肠中段 1/3 和阴道后穹隆之间。

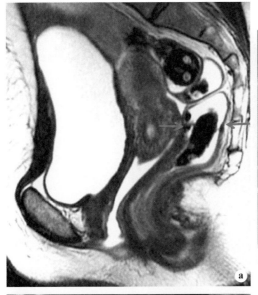

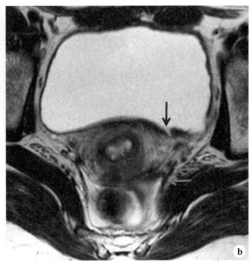

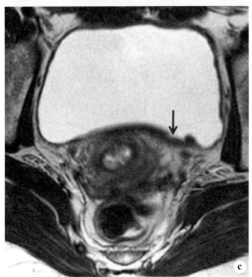

图 6.11　（a）排尿困难引起膀胱扩张；（b，c）膀胱壁增厚和憩室形成（红色箭头），左侧宫旁组织病灶切除和肠吻合术后形成纤维瘢痕组织（蓝色箭头）

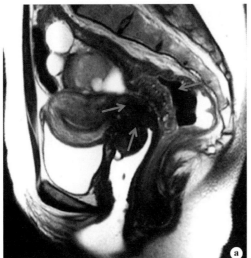

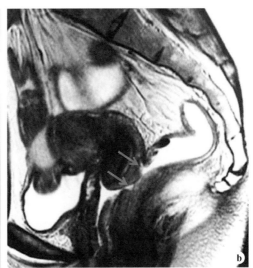

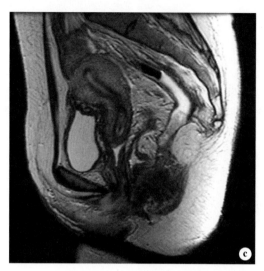

图 6.12　直肠阴道瘘

（a）术前检查：异位病灶累及直肠下段、宫颈后区、直肠阴道隔和阴道穹隆（蓝色箭头）；（b）直肠阴道瘘（蓝色箭头）；
（c）术后检查：瘘口修复，直肠黏膜连续；（a～c）宫颈后壁逐渐变薄，$T_2WI$，矢状面

## 6.11　残留病灶 / 复发

术后 MRI 检查提示仍有异位病灶残留，有两种可能，其一是手术中未能完全切除病灶；其二是医生和患者沟通后，依据病情需要及患者要求行保留生育功能的手术，如保留子宫及卵巢。若完全切除浸润子宫肌层的异位病灶，需行子宫全切术；但是，如果患者年轻，有生育要求，需要保留部分仍有残留病灶的子宫肌层。

虽然手术技巧不断改进，但是残留病灶的发生率仍然高达 19%。残留病灶的发生率可能与复发的界定、子宫内膜异位症的类型、术后随访的时间及术者的手术技巧等因素有关[6]。大多数残留病灶与 DIE 的手术操作部位及卵巢功能相关。

## 6.12　卵巢

卵巢是子宫内膜异位症最常见的复发部位，尤其是接受手术治疗的患者，文献报道的复发率为 14% ～ 32%[6]。大多数患者有临床症状（75% 的患者出现疼痛或不孕）[7]，MRI检查示卵巢有浅表出血灶或子宫内膜异位囊肿（图 6.13）。

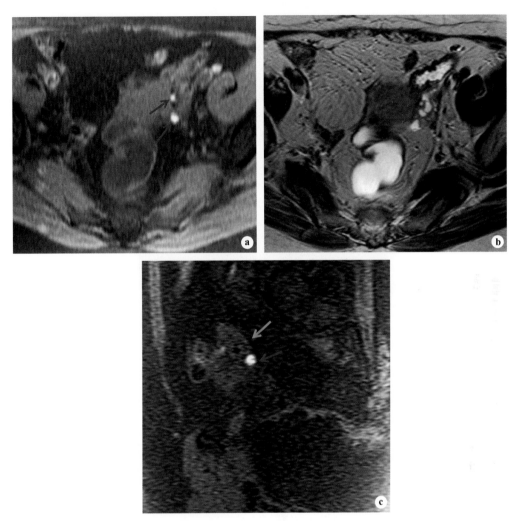

图 6.13　（a～c）小的卵巢子宫内膜异位囊肿（红色箭头）；卵巢实质内（蓝色箭头）见术后伪影（低信号灶）；（a, c）抑脂 $T_1WI$；（b）$T_2WI$；（a, b）横断面；（c）矢状面

## 6.13　深部浸润型子宫内膜异位症

DIE 的疼痛与临床复发不一定明显关联，出现疼痛并不表明存在残余病灶[7]。当轻微出血且有纤维化，$T_2WI$ 呈高信号浸润性病灶，应怀疑子宫内膜异位症，特征为异位内膜组织 $T_1WI$ 呈高信号，提示出血（图 6.14）。然而，出血可能与最近接受的手术有关。

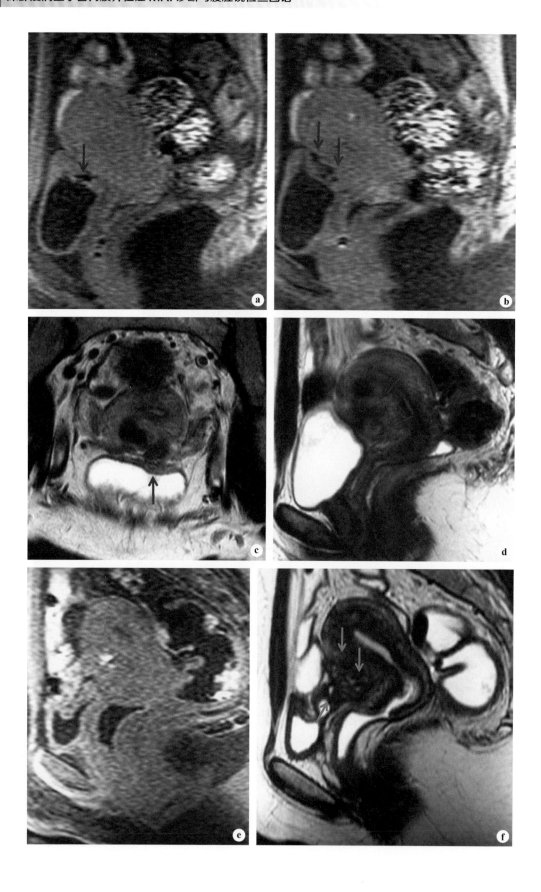

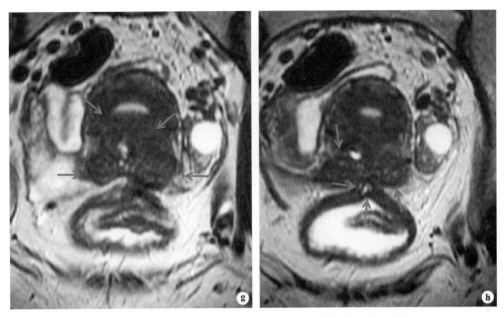

**图 6.14　DIE 术后表现（病变进展，出现异位病灶及出血灶）**

第一次检查（a～d）：无症状，（a，b）前盆腔低信号纤维瘢痕组织（红色箭头）；（c）膀胱表面有散在高信号病灶；（c，d）子宫肌层病灶界线不清；（a，b）抑脂 $T_1WI$；（c，d）$T_2WI$；（a，b，d）矢状面；（c）短轴冠状面。第二次检查（e～f）：月经期偶尔出现尿痛，浸润性病变形成肿块，$T_1WI$ 和 $T_2WI$ 呈高信号灶（蓝色箭头），纤维瘢痕组织内有异位内膜腺体和出血。第三次检查（g，h）：子宫肌层、膀胱和韧带均有浸润（蓝色箭头）。（e）抑脂 $T_1WI$；（f～h）$T_2WI$；（e，f）矢状面；（g，h）短轴冠状面

在这些情况下，我们建议了解手术记录，并与手术医生沟通，必要时 6 个月内再次复查 MRI。

## 参 考 文 献

1. Peixoto Crispi C. Tratado de Videoendoscopia e Cirurgia minima-mente invasiva em Ginecologia. 5th ed. Rio de Janeiro: Revinter; 2011.
2. Kondo W. Spontaneous healing of a rectovaginal fistula devel-oping after laparoscopic segmental bowel resection for intesti-nal deep infiltrating endometriosis. Case Rep Obstet Gynecol. 2013;2013:837–903.
3. Varol N. Rectal surgery for endometriosis: shoud we be aggressive? J Am Assoc Gynecol Laparosc. 2003;10(2):182–9.
4. Roman H. Complications associated with two laparoscopic pro-cedures used in the management of rectal endometriosis. JSLS. 2010;14(2):169–77.
5. Palanivelu C. Laparoscopic management of iatrogenic high recto-vaginal fistulas (Type VI). Singap Med J. 2007;48:96–8.
6. Guo SW. Recurrence of endometriosis and its control. Hum Reprod Update. 2009;15(4):441–61.
7. Exacoustos C. Recurrence of endometriomas after laparo-scopic removal: sonographic and clinical follow-up and indication for second surgery. J Minim Invasive Gynecol. 2006;13(4):281–8.

# 缩 略 语

| | | |
|---|---|---|
| ADC | apparent diffusion coefficient | 表观弥散系数 |
| DCE-MRI | dynamic contrast-enhanced magnetic resonance | 动态对比增强磁共振成像 |
| DIE | deep infiltrating endometriosis | 深部浸润型子宫内膜异位症 |
| DWI | diffusion weighted imaging | 弥散加权成像 |
| EMs/EMT | endometriosis | 子宫内膜异位症 |
| FOV | field of view | 扫描视野 |
| FSE | fast spin echo | 快速自旋回波 |
| GRE | gradient echo | 梯度回波 |
| HN | hypogastric nerve | 腹下神经 |
| IVF | in vitro fertilization | 体外受精 |
| JZ | junctional zone | 结合带 |
| MIP | maximal intensity projection | 最大密度投影 |
| MRI | magnetic resonance imaging | 磁共振成像 |
| MSA | magnetic susceptibility artifact | 磁敏感伪影 |
| NEX | number of excitation | 信号激励次数 |
| PTEN | phosphatase and tensin homolog | 磷酸酯酶与张力蛋白同源物 |
| ROI | region of interest | 兴趣区 |
| SWI | susceptibility weighted imaging | 磁敏感加权成像 |
| TE | time of echo | 回波时间 |
| TIC | time intensity curve | 时间 - 信号强度曲线 |
| TR | repetition time | 重复时间 |
| $T_1WI$ | $T_1$ weighted imaging | $T_1$ 加权像 |
| $T_2WI$ | $T_2$ weighted imaging | $T_2$ 加权像 |
| USL | uterosacral ligament | 宫骶韧带 |

# 索　引